中医名家临证验案

李鲤

医案实录

常学辉 张良芝 何 华◎主编

河南科学技术出版社
· 郑州 ·

内容提要

　　李鲤教授是河南省中医院主任医师，全国名老中医药专家传承工作室导师，擅长治疗心脑血管疾病及内科疑难病，推崇寓补于消法，擅长保和丸的临床应用。本书以医案的形式介绍李鲤教授近年来常见病和疑难病的诊治案例，主要分为脑病、肺病、心病、脾胃病、肝胆病、肾病、肢体经络病、气血津液病等9个病证，包括疾病42种、病案134个。每例病案详细记录了患者的诊治经过，并以"按语"的形式分析病因病机和治法，阐述方药的作用，总结、提炼了李鲤教授对多种常见病、疑难病别具特色的理论见解和诊治规律。书后还专门总结了李鲤教授16个保和丸化裁验方的应用要点。

　　该书可供中医各级临床医师、研究生、本专科生阅读，也可供中医教学人员和自学者参考。

图书在版编目（CIP）数据

　　李鲤医案实录 / 常学辉，张良芝，何华主编 . —郑州：河南科学技术出版社，2016.9（2024.8 重印）

　　ISBN 978-7-5349-8129-6

　　Ⅰ.①李… Ⅱ.①常… ②张… ③何… Ⅲ.①医案 – 汇编 – 中国 – 现代 Ⅳ.① R249.7

　　中国版本图书馆 CIP 数据核字（2016）第 173713 号

出版发行：河南科学技术出版社
　　　　　地址：郑州市经五路66号　　邮编：450002
　　　　　电话：（0371）65788613 65788629
　　　　　网址：www.hnstp.cn
责任编辑：武丹丹
责任校对：龚利霞
封面设计：张　伟
版式设计：中文天地
责任印制：朱　飞
印　　刷：永清县晔盛亚胶印有限公司
经　　销：全国新华书店
幅面尺寸：170 mm×240 mm　　印张：12.75　　字数：169千字
版　　次：2021年11月第2版　　2024年8月第2次印刷
定　　价：68.00 元

编　委　会

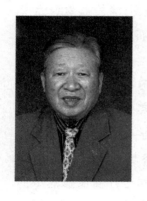

李鲤教授简介

李鲤，男，中共党员，1937年10月出生，河南省民权县人。现为河南中医药大学教授，河南省中医院（河南中医药大学第二附属医院）主任中医师，硕士研究生导师。第三、第四批全国老中医药专家学术经验继承工作指导老师，全国名老中医药专家传承工作室导师，全国优秀中医临床人才研修项目导师，"河南中医事业终身成就奖"获得者，河南省中医院专家顾问组成员、"名医师承研究室"终身导师。任中国老年学会衰老与抗衰老委员会常委，中华中医药学会河南分会内科委员会委员、脑病委员会首席常委，河南中医药学会络病分会顾问。

1965年毕业于河南中医学院中医系。曾任驻马店地区中医院副院长，河南省中医院内科副主任、脑血管病区主任。1995年被评为河南省卫生系统先进工作者，1997年被河南省人民政府授予河南省中医工作先进工作者。

李鲤教授从事中医事业50余年，擅长治疗中风、痴呆、冠心病、心肌炎等心脑血管疾病；对属于中医痿证的重症肌无力、肌营养不良、运动神经元病及肺气肿、乙型肝炎、肝硬化、胃炎、食管炎等内科疑难病的治疗积累了丰富的经验。学术上注重阴阳、五行、脏腑、经络整体观念的应用和研究，提出了"寓补于消"的理论，擅长保和丸的临床应用，研制了培土荣木汤、培土生金汤、培土益母汤、培土制水汤、和中宁心汤等 10 余个临床常用方剂和三七消栓胶囊、血管软化丸、消痰通络丸、熄风降压丸等防治中风的院内制剂，疗效显著。

李鲤教授以"寓补于消"理论为指导开展的河南省教育委员会科技攻关项目"血管软化丸治疗高脂血症的临床与实验研究"，获 1996 年河南省教育委员会科技进步二等奖、河南省科学技术委员会科技进步三等奖。研制的中风病系列院内中药制剂如参琥胶囊、消痰通络丸、血管软化丸等疗效显著。发表了《寓补于消在治疗高脂血症中的应用》《保和丸临床运用经验》《老年痴呆病的三步疗法》等专业论文 30 余篇。出版《中国老年学》《抗衰老中药学》等专著 4 部。2007 年出版独著《临证保和心鉴——李鲤治疗急难危重症经验》，体现了其深厚的中医理论功底和丰富的临床经验，对后世学者有较大启迪。

序

　　李鲤教授，主任中医师，硕士研究生导师，第三、第四批全国老中医药专家学术经验继承工作指导老师，全国名老中医药专家传承工作室导师，全国优秀中医临床人才研修项目导师，"河南中医事业终身成就奖"获得者。李老从事中医教学、临床及科研工作五十余载，经验丰富。

　　为继承名老中医学术思想，加强对名老中医学术思想、临证经验的学习和研究，挖掘并领略其中所蕴含的学术成就、临证思路，河南省中医院"李鲤名老中医工作室"组织工作室成员历经三年编撰本书。本书以医案的形式介绍李老近年来常见病和疑难病的诊治案例，主要由其门人以随师侍诊、实时采集病历、聆听导师面授方式收集。全书按脑病、肺病、心病、脾胃病、肝胆病、肾病、肢体经络病、气血津液病等病证分类，包括疾病 42 种，每种疾病按照证型分类，每例病案详细记录患者四诊情况及诊断、治疗等诊治经过。按语从主症、舌诊、脉诊等方面分析病因病机，从病因病机分析治法，再根据治法阐述方药的作用，总结、提炼李老独到的治法心得。

　　本书之所以能顺利脱稿付梓，除了各编著者的共同努力外，河南省中医院名医工作室、脑病科各位主任及有关同事给予了关心和帮助，在此致以最诚挚的谢意！

由于编者认识水平有限，书中可能会有不妥和疏漏之处，敬祈有关学者和广大读者批评斧正，以期再版时完善。

编者

2016 年 3 月

目 录
CONTENTS

第一章　脑系病案

第一节　中　风

一、阳虚血瘀证

赵某，女，64岁，退休，2013年8月20日初诊。

主诉：右侧肢体无力12年余。曾因"脑梗死"住院治疗。现症见：右侧肢体无力，自觉全身不适，走路不稳，行如踩棉花感，胸闷，气短，阴雨天加重，纳可，眠可，醒后不易入睡，大便干，3～4日一行，小便可，双目视物模糊，舌质淡红，苔薄白，脉沉弦。中医诊断：①中风；②胸痹。

辨证：阳虚血瘀。

治法：和中化痰，活血化瘀，佐以宣通心阳。

方药：保和丸合四物汤、瓜蒌薤白半夏汤加减。

处方：瓜蒌20 g，薤白20 g，陈皮12 g，半夏12 g，茯苓30 g，炒莱菔子15 g，焦山楂15 g，焦神曲12 g，连翘12 g，怀牛膝20 g，肉苁蓉20 g，当归15 g，白芍15 g，川芎12 g，木香12 g，焦槟榔15 g，甘草10 g，生姜3片，大枣5枚。7剂，日1剂，水煎取汁500 mL，分2次服。

二诊（2013年8月27日）：服上药后，整体好转，现觉头皮发麻，大便已畅通，双腿内侧觉有虫行感，舌质淡红，有瘀点，苔黄稍厚，脉滑。

守上方，加丹参20 g、红花20 g，川芎增至22 g。7剂。

三诊（2013年9月10日）：服上药后，整体好转，头皮发麻减轻，双腿内侧已无虫行感，余症如前，舌质暗红，有瘀点，苔薄少，脉滑。守上方，加丹参至25 g、红花至22 g，加赤芍15 g。10剂。

按：根据患者病史、临床表现，结合舌脉，本案系阳虚血瘀之中风、胸痹。患者年事已高，肾气日衰，心阳不振，脾胃素虚，痰浊内盛，且发病前出现过脑梗死，脑脉瘀阻，而致右侧肢体无力，自觉全身不适、走路不稳；心脉瘀阻，胸阳失展，而致胸闷、气短；脾胃虚弱，升降无力，故大便干、3～4日一行。治疗的根本在脾胃，脾胃健运，痰湿自除，则血脉流利，诸症向愈。故选用瓜蒌薤白半夏汤通阳散结、行气祛痰，以瓜蒌苦寒润滑、开胸涤痰，薤白辛温通阳散结，半夏祛痰散结；四物汤补血养血活血；保和丸健脾消痰。全方共奏宣通心阳、化瘀通络之功，共同达到治疗疾病的目的。

二诊时患者诉出现头皮发麻、双腿内侧觉有虫行感，为血行瘀滞，血不能濡养所致；舌质出现瘀点、苔黄稍厚、脉滑，为痰热血瘀征象。故二诊时在原方基础上加用丹参、红花，并加大川芎用量，加强活血祛瘀功效。三诊时诸症皆有好转，但舌质暗红，故将二诊方中丹参、红花加量，并加用赤芍，以活血散瘀止痛，改善胸闷、气短症状。

二、痰瘀互结证

案例1

王某，男，38岁，2013年6月14日初诊。

主诉：右侧肢体麻木无力1个月余。患者1个月前受凉，次日晨起发觉右侧面部及肢体麻木、无力，伴头晕、两鬓胀痛、胸闷，右侧鼻唇沟变浅，口角低垂，舌质暗红，苔白腻，舌底脉络青紫，脉弦滑。查体：右侧上、下肢肌力4级。平素嗜烟酒、肥甘厚味。中医诊断：中风。西医诊断：脑梗死。

辨证：痰瘀交阻，经脉不利。

治法：化痰开窍，活血通络。

方药：保和丸合桃红四物汤加减。

处方：陈皮15 g，半夏12 g，茯苓30 g，炒莱菔子12 g，焦山楂15 g，焦神曲15 g，连翘12 g，丹参30 g，当归15 g，白芍15 g，川芎12 g，桃仁12 g，红花20 g，全蝎12 g，甘草10 g，生姜3片，大枣5枚。14剂，日1剂，水煎取汁500 mL，分2次服。

二诊（2013年6月28日）：患者诉头晕、胸闷等明显减轻，上、下肢活动较前灵便。守上方，加远志12 g、石菖蒲20 g、枸杞子20 g、何首乌20 g。14剂。

三诊（2013年7月12日）：患者精神转佳，诸症基本解除，上、下肢肌力5级。以上药为主，巩固治疗2个月，患者生活能自理，工作如常。

按：中风为中医四大疑难重症（中风、肺痨、臌胀、噎膈）之一。脏腑功能失调，气血逆乱上犯于脑是其基本病机。该患者由于饮食不节，嗜酒肥甘，致脾失健运，聚湿生痰，加之经脉瘀滞，痰瘀互结，阻滞经络，则发为此证。李老认为，"痰"贯穿于该患者罹病始终。《丹溪心法·中风》云："中风大率主血虚有痰，治痰为先，次养血行血……在左属死血瘀血，在右属痰有热，并气虚。佐以四物加桃仁、红花……"李老遵此，更注重调理脏腑功能，特别是脾胃。方予保和丸合桃红四物汤化裁，痰瘀同治。

保和丸可调理后天之本，一则可除脏腑经络中之积滞顽痰；二则能健脾运，资化源，生化气血，并可使后期加用的培补肝肾之品更能直达病所。桃红四物汤原为调经要方之一，是《玉机微义》转引《医垒元戎》中的一个方子，也称加味四物汤。"桃红四物汤"这一方名始见于《医宗金鉴》。该方由四物汤加桃仁、红花而成，功效为养血活血化瘀。桃红四物汤以祛瘀为核心，辅以养血、行气。方中以强劲的破血之品桃仁、红花为主，力主活血化瘀；以当归滋阴补肝、养血调经，芍药养血和营，以增补血之力；川芎活血行气、调畅气血，以助活血之功。全方配伍得当，使瘀血去、新血生、气机畅，化瘀生新是该方的显著特点。诸药合用，直达病所，使气血流通，诸症消除。

二诊时诸症均有减轻，李老在治疗中风急性期时以活血化瘀、化痰通络，祛实邪为主，而在病情稳定好转过程中注重补肝肾、养精血，使精血旺以濡养四肢筋脉，促进肢体肌力恢复。故在原方基础上加用远志、石菖蒲以增强豁痰开窍功效，加用枸杞子、何首乌以补肝肾、养精血。服用2周后，诸症基本痊愈，肢体肌力恢复正常，又坚持巩固治疗2个月，以巩固疗效。

案例2

郑某，男，55岁，2013年4月1日初诊。

主诉：言语不利、右侧肢体麻木无力3天，加重2天。患者3天前晨起后出现言语不利，右侧肢体麻木、略无力，头昏沉，未予重视，亦未予治疗，上述症状逐渐加重，故来诊。平素嗜食肥甘，形体略胖，近几日纳食欠佳，夜寐一般，二便调，舌质暗红，边有瘀斑，苔白厚腻，舌底脉络紫暗纡曲，脉弦滑。查体：血压160/90 mmHg（相当于21.3/12.0 kPa，1 mmHg≈0.133 kPa），右侧鼻唇沟变浅，伸舌歪斜，右上、下肢肌力4级，右巴宾斯基征（＋）。血脂四项检查示血脂偏高，血流变示高黏血症。中医诊断：中风。西医诊断：脑梗死。

辨证：痰瘀阻络。

治法：和中化痰，化瘀通络。

方药：自拟和中通络汤加减。

处方：陈皮15 g，半夏12 g，茯苓30 g，炒莱菔子12 g，焦山楂12 g，焦神曲15 g，连翘12 g，三七粉3 g（冲服），丹参30 g，全蝎10 g，地龙30 g，赤芍20 g，夏枯草30 g，石决明30 g（先煎），甘草10 g，生姜3片，大枣5枚。10剂，日1剂，水煎取汁500 mL，分2次服。

二诊（2013年4月12日）：言语不利、右侧肢体麻木无力有明显好转，仍觉头晕，测血压145/90 mmHg。守上方，加天麻15 g、乌梢蛇30 g。15剂。

三诊（2013年4月29日）：服上药后诸症明显好转，略头晕。嘱其继续服用，巩固疗效。

按：患者形体肥胖，平素嗜食肥甘厚味，致使脾胃负担过重、运化失职，脾失健运，聚湿生痰，痰湿阻滞脉道，脉道血行不利而瘀滞，痰浊偏盛，上壅清窍，内蒙心神，神机闭塞，发为中风。舌质暗红、边有瘀斑、舌底脉络紫暗纡曲、舌苔白厚腻、脉弦滑，均为痰瘀阻滞表现。李老在治疗时以和中消痰、化瘀通络为治则。和中通络汤为保和丸加活血化瘀之三七、丹参、赤芍，熄风通络之全蝎、地龙而成，在寓补于消、和中化痰的同时，加用祛瘀通络之品，痰瘀同治，使痰化血行，血行瘀清，气血通畅，筋脉通利，从而收到满意的效果。

二诊时诸症均有好转，但有轻微头晕，故在原方基础上加用天麻平肝熄风，乌梢蛇通络止痉，改善头晕、肢体麻木症状。服用数日后，症状明显好转，嘱患者巩固治疗，以达到痊愈效果。

案例3

张某，男，37岁，1998年10月7日初诊。

主诉：右侧肢体活动不利1个月余。患者1个月前夜间出现3次一过性右侧肢体活动不利，晨起发现右侧肢体麻木无力、活动不利。2天后在外院检查诊断为脑梗死。现症见：头晕，两颞侧胀痛，胸闷，右侧肢体活动不利，纳差，眠可，大便干，舌质暗红，苔白腻，舌底脉络青紫，脉弦滑。平素喜烟酒、肥甘。查体：右侧鼻唇沟变浅，口角低垂，右侧上、下肢肌力4级。中医诊断：中风。

辨证：痰瘀互结，痹阻脉络。

治法：消痰化瘀，活血通络。

方药：保和丸合化痰通络汤加减。

处方：焦山楂12 g，焦神曲12 g，炒莱菔子15 g，陈皮12 g，半夏12 g，茯苓30 g，连翘10 g，丹参30 g，当归15 g，川芎12 g，桃仁12 g，红花20 g，全蝎12 g。10剂，日1剂，水煎取汁500 mL，分2次服。

二诊（1998年10月19日）：患者诉头晕、胸闷等明显减轻，上、下肢活动较前灵便。守上方，加远志12g、石菖蒲20g、白花蛇1条。14剂。

三诊（1998年11月2日）：患者精神转佳，已能参加工作，但时觉头昏。守上方，加枸杞子20g、何首乌20g。14剂。药后诸症基本解除，上、下肢肌力正常。以上药为主，巩固治疗2个月，患者生活能自理，工作如常。

按：李老认为，"痰"贯穿于该患者患病始终。一方面，患者平素嗜烟好酒，嗜食肥甘，久之脾失健运，痰湿内生；另一方面，发病后，由于气血逆乱，津液运行不畅聚湿生痰，而痰浊阻滞日久导致血瘀，血行瘀滞后又可生痰，终成痰瘀互结。方予保和丸合化痰通络汤化裁，痰瘀同治。化痰通络汤组成为：法半夏10g，橘红10g，枳壳10g，川芎10g，红花10g，远志10g，石菖蒲10g，茯神15g，党参15g，丹参15g，炙甘草10g。方中山楂炒焦为用，增"散瘀血"作用，对痰瘀相兼之症，用之最宜。李东垣言："中风为百病之长，乃气血闭而不行，此最重痰。"盖此理也。

二诊中在原方基础上加用远志、石菖蒲增强化痰之功，加用白花蛇通络止痉。三诊患者诉仍时觉头晕，加用枸杞子、何首乌以补肝肾、养精血，使精血充沛，以濡养四肢筋脉，帮助肢体肌力恢复，上供于脑窍，使脑得以滋养，从而改善头晕症状。从病案中可以看出李老治疗中风病恢复期时注重补肝肾、养精血的治疗特点。

案例4

刘某，男，36岁，2014年8月8日初诊。

主诉：偏瘫、口舌歪斜近3个月。现偏瘫，口舌歪斜，言语不利。平素嗜好烟酒，喜食肥甘厚味，身体较胖。近几日进食后胃脘不舒，口不渴，舌体胖，苔薄白，脉弦滑。中医诊断：中风。西医诊断：脑梗死。

辨证：痰湿中阻，瘀阻脉络。

治法：健脾化痰，活血通络。

方药：保和丸加减。

处方：陈皮9 g，茯苓12 g，焦山楂15 g，焦神曲12 g，连翘9 g，黄芪15 g，丹参18 g，全蝎9 g，天麻9 g，红花9 g。7剂，日1剂，水煎取汁500 mL，分2次服。

另用山楂每天60 g，水煎代茶饮。

二诊（2014年8月15日）：症状较前减轻，舌脉不变。嘱继续服药。患者共服中药70余剂，肢体运动逐渐恢复正常，运动自如，唯不能出门远行。

按：随着人们生活水平的提高和饮食结构的改变，痰瘀越来越成为中风病发病的重要因素，痰瘀互结不同程度地贯穿于脑梗死的整个过程。明代楼英《医学纲目》云："中风皆因脉道不利，血气闭塞也。"患者无神志改变，属中风中经络，预后一般较好。李老用保和丸化裁治之，以化痰消食、和胃健脾为主导，脾胃运化功能正常，痰湿得以除去，气血运行通畅，使得全身筋脉得到濡养。另合用丹参、全蝎、红花等活血通络，以使痰瘀同消。二诊，疗效可，舌脉如前，故守方，如此则痰化血行，气血流通，从而收到满意的效果。

三、肝阳偏亢，风痰上扰证

案例1

徐某，男，49岁，2014年9月3日初诊。

主诉：左侧肢体麻木、视物不清3周，头晕2天。患者3周前无明显诱因出现左侧肢体麻木无力，视物模糊，在外院诊断为急性脑梗死，经治疗好转后出院，遗留有左侧肢体麻木、痛觉减退，伴左侧颞部跳痛、视物不清。2天前无明显诱因出现头晕，无视物旋转、恶心欲吐，左眼前似有虫影，舌质暗红，舌边有齿痕，舌苔黄稍厚，舌底脉络纡曲，脉弦滑数。血压140/90 mmHg。中医诊断：中风。西医诊断：①脑梗死；②高脂血症。

辨证：肝阳偏亢，风痰上扰。

治法：平肝熄风，化痰通络。

方药：天麻钩藤饮合保和丸加减。

处方：天麻20 g，钩藤25 g（后下），地龙20 g，石决明20 g（先煎），栀子12 g，黄芩15 g，杜仲20 g，怀牛膝20 g，桑寄生25 g，桑枝30 g，鸡血藤30 g，陈皮12 g，半夏12 g，竹茹12 g，茯苓30 g，炒莱菔子10 g，焦山楂20 g，焦神曲15 g，连翘10 g，甘草10 g。7剂，日1剂，水煎取汁500 mL，分2次服。

配合中成药熄风降压丸（院内制剂）口服。

二诊（2014年9月10日）：服上药后肢体麻木减轻，左颞部跳痛消失。现偶有眼前虫影、肩背部发痒，时有心烦，纳食欠佳，眠可，大便黏滞，不成形，1次/日，小便可。舌质暗红，舌体大，边有齿痕，苔黄厚，舌底脉络纡曲，脉弦滑数。测血压110/70 mmHg。守上方，加泽泻20 g、白术15 g、夜交藤30 g。10剂。

三诊（2014年9月22日）：服药后肢体麻木进一步减轻，头晕基本消失，仍纳食欠佳，进食辛辣食物即感胃部闷痛，大便溏，1～2次/日，小便可，舌质暗红，舌体大，边有齿痕，苔黄而干，舌底脉络纡曲，脉弦。守上方，加枳壳15 g、石斛10 g、焦麦芽30 g。7剂。

按：患者年届半百，肾气衰半，肝肾不足，肝阳偏亢，又脾胃运化失常，聚湿生痰，风痰上扰清窍，发为中风。本病属于本虚标实，李老治以平肝熄风、化痰通络。用天麻钩藤饮平肝熄风，补益肝肾。方中天麻、钩藤平肝熄风为主药；石决明平肝潜阳并能除热明目，还可以加强天麻、钩藤的平肝熄风作用；杜仲、桑寄生补益肝肾以治本；栀子、黄芩清肝降火，以折其亢阳。诸药合用，共成平肝熄风、清热活血、补益肝肾之功。李老另用保和丸消食导滞和胃，脾胃运化功能增强，水湿输布正常，则痰湿得消，诸症可愈。

二诊诸症均有减轻，仍偶有眼前虫影、肩背部发痒，时有心烦，纳食欠佳，大便黏滞、不成形，属于脾虚湿滞，故在原方基础上加用泽泻、白术健脾利湿，夜交藤祛风止痒。三诊患者诸症明显减轻，仍纳食差，又出现进食辛辣食物即感胃部闷痛，大便溏，舌苔黄而干，故加用枳壳理气止痛，石斛养阴生津，焦麦芽消食导滞。

熄风降压丸为李老研制的经验方所制成，基本组成为：全蝎、地龙、决明子、代赭石。功用：清肝熄风、通脉化瘀。主要用于肝风内动之眩晕、头痛、目昏、中风先兆（包括西医之高血压病、短暂性脑缺血、血管神经性头痛）等疾患。与汤药合用，故收佳效。

案例2

侯某，男，58岁，2014年5月29日初诊。

主诉：左侧肢体活动不利1年余。患者1年多来左侧肢体活动不利，伴有麻木。平素烦躁易怒，口苦，目赤，纳差，眠差，舌质暗红，舌体胖，苔黄腻，舌下脉络瘀滞，脉弦滑。中医诊断：中风。

辨证：肝阳偏亢，风痰上扰。

治法：平肝熄风，化痰通络。

方药：天麻钩藤饮加减。

处方：天麻18 g，钩藤20 g（后下），地龙20 g，石决明30 g（先煎），生栀子10 g，黄芩12 g，杜仲20 g，桑寄生20 g，海风藤15 g，茯神20 g，丹参20 g，赤芍20 g，红花15 g，三七粉6 g（冲服），桑枝30 g，陈皮15 g，半夏10 g，炒莱菔子10 g，焦山楂15 g，焦神曲15 g，连翘10 g，甘草10 g。20剂，日1剂，水煎取汁500 mL，分2次服。

二诊（2014年8月25日）：患者症状较前改善，肢体麻木消失，活动较前灵活。守上方，丹参增至25 g，加当归20 g。10剂。以上方随症加减治疗2个月，疾病告愈。嘱患者慎起居，清淡饮食，畅情志。随访2年未见复发。

按：根据患者病史及临床表现，本病系肝阳上亢，浊痰上扰清窍、滞留经脉，以致气血运行不畅，脉络痹阻，故症见肢体活动不利、麻木。舌质暗红、苔黄腻、脉弦滑，均为肝阳上亢、痰邪阻窍之象。本方以天麻钩藤饮为基础方化裁，平肝熄风，化痰通络。以天麻、钩藤、石决明平肝祛风降逆为主，辅以清降肝火之生栀子、黄芩，滋补肝肾之桑寄生、杜仲等，滋肾以平肝之逆，酌加三七、红花、丹参以活血通脉，桑枝、海风藤以通经活络，茯神以安神镇静，缓解其失眠，并加用陈皮、半夏健脾化痰。二诊，疗效可，故守方，加重丹参用量，并加当归以增强活血化瘀之效。

第二节　眩　晕

一、痰湿中阻证

案例1

赵某，男，57岁，2013年7月3日初诊。

主诉：头晕、头痛间断发作6个月，加重15天。患者6个月前无明显诱因出现头晕、头昏沉、头痛，无视物旋转、恶心欲吐，间断西药治疗，效果差。平素嗜肥甘厚味，形体肥胖，舌质瘀暗、苔黄腻，脉弦滑。测血压160/100 mmHg。中医诊断：①眩晕；②头痛。西医诊断：①椎基底动脉供血不足；②高血压病；③高脂血症。

辨证：痰湿中阻，风痰上扰。

治法：健脾祛湿，化痰熄风。

方药：保和丸合半夏白术天麻汤加减。

处方：陈皮15 g，半夏12 g，茯苓30 g，炒莱菔子12 g，焦山楂15 g，焦神曲15 g，连翘12 g，炒鸡内金20 g，石决明30 g（先煎），天麻18 g，钩藤20 g（后下），丹参25 g，当归15 g，甘草10 g，生姜3片，大枣5枚。7剂，日1剂，水煎取汁500 mL，分2次服。

配合中成药血管软化丸（院内制剂）口服，6 g/次，3次/日。

二诊（2013年7月10日）：服上药后头晕、头痛明显减轻。前后共四诊服药34剂，患者诉头晕、头痛诸症消失，血压、血脂基本恢复正常，TCD（经颅多普勒）复查示：椎基底动脉供血明显改善。

按：本病系眩晕病证。患者形体肥胖，平素又嗜食肥甘厚味，损伤脾胃，致使健运失司，水湿内停，积聚生痰，痰阻中焦，清阳不升，头窍失养，故发为眩晕，此为痰湿中阻、风痰上扰之证。《丹溪心法·头眩》中强调"无痰则不作眩"。痰湿壅遏，引动肝风，风痰上扰，蒙蔽清窍，滞涩脉道，气血受阻，不通则痛，故而发为头痛。李老从脾胃入手，以保和丸为底方化裁，独具匠心。李老认为：保和丸药性平和，无偏寒、偏热之嫌，也无大补峻泻之弊，能减轻脾胃负担，增强脾胃运化功能，调畅肝胆疏泄，调整膏脂输布，故临证处方多用之。对于此患者则用保和丸合半夏白术天麻汤，以化痰熄风，健脾祛湿。加用丹参、当归活血化瘀，使痰瘀得消，脉道通畅，通则不痛。

血管软化丸为李老研制的经验方所制成，基本组成为山楂、神曲、莱菔子、陈皮、半夏、茯苓、连翘、郁金、枸杞子、三七10味。功能调和中焦、疏肝化瘀，改善循环，调节血脂。常用于心脑动脉硬化症、高脂血症、高黏血症的治疗和预防。

案例2

邵某，女，78岁，农民，2013年8月12日初诊。

主诉：间断性头晕10年余。患者10年前无明显诱因出现头晕，间断发作，与体位无关，无视物旋转、头痛、胸闷心慌，晨起眼睑水肿、口干不苦，下楼时双膝关节疼痛，双下肢呈指凹性水肿，双下肢有静脉曲张，平时易感冒，纳可，眠欠佳，二便调，舌质淡暗，苔薄白，脉沉弦滑。中医诊断：眩晕。

辨证：痰湿中阻，肝阳上亢。

治法：健脾化痰，平肝潜阳。

方药：保和丸合天麻钩藤饮加减。

处方：天麻15 g，钩藤20 g（后下），地龙20 g，石决明20 g（先煎），栀子10 g，黄芩10 g，炒杜仲20 g，桑寄生20 g，益母草20 g，夜交藤30 g，茯神20 g，陈皮10 g，半夏10 g，茯苓30 g，炒莱菔子10 g，连翘10 g，焦山楂10 g，焦神曲10 g，木香10 g，甘草10 g，生姜3片，大枣5

枚。14剂，日1剂，水煎取汁500 mL，分2次服。

二诊（2013年8月26日）：服药后头晕明显缓解，余症如前，现咯白黏痰，舌质暗，舌体胖，苔少，脉弦滑。守上方，加续断20 g。14剂。

按：本病为眩晕，眩晕最早见于《内经》，称为"眩冒"。《内经》中认为眩晕属肝所主，与髓海不足、血虚、邪中等多种因素有关。眩晕病与肝脏密切相关，其发病机制为肝阳风火，上扰清窍。另外也与脾脏密切相关，《丹溪心法·头眩》曰"无痰则不作眩"，脾脏主运化水湿，脾脏虚弱，则运化失职，聚湿而生痰，痰浊上蒙清窍，则亦引起头晕。患者舌质淡红且暗，苔薄白，脉沉弦滑，双下肢水肿，压之凹陷，双下肢有静脉曲张，晨起眼睑水肿，为痰湿内蕴之象。

方中保和丸主化痰消食和胃，又可燥湿健脾散结，改善脾脏的运化功能。天麻钩藤饮有平肝熄风、清热活血、补益肝肾之功。方中天麻、钩藤平肝熄风，为君药；石决明咸寒质重，功能平肝潜阳，并能除热明目，与君药合用，加强平肝熄风之力；栀子、黄芩清泻肝火，以折其亢阳，使肝经不致偏亢；益母草活血利水，配合杜仲、桑寄生能补益肝肾以治本；夜交藤、茯神安神定志，木香行气、调中导滞，共为佐药。两方合用，一则平肝潜阳，二则燥湿化痰，则诸症自除。二诊加续断增强补益肝肾之功。

案例3

李某，男，62岁，2008年7月18日初诊。

主诉：发作性眩晕2年，再发加重2天。患者2年来反复出现眩晕，发作时伴视物旋转、恶心呕吐、面色苍白。2天前于睡眠中翻身时，上述症状再发，舌质淡暗，边有齿痕，苔白稍腻，脉弦滑。测血压150/100 mmHg，闭目难立试验（+）。中医诊断：眩晕。西医诊断：①椎基底动脉供血不足；②脑梗死；③高血压病。

辨证：痰浊中阻。

治法：化痰熄风，健脾祛湿。

方药：半夏白术天麻汤合泽泻汤加减。

处方：半夏10 g，炒白术30 g，天麻15 g，茯苓30 g，陈皮15 g，泽泻30 g，川芎15 g，葛根30 g，炙甘草12 g。3剂，日1剂，水煎取汁500 mL，分2次温服。

二诊（2008年7月21日）：患者服药后眩晕缓解不明显，并感胃脘痞塞饱胀，纳差，恶心呕吐。在上方基础上酌加枳实12 g、竹茹12 g、焦山楂15 g、生麦芽15 g、神曲15 g、木香6 g、砂仁6 g（后下）。3剂。服后症状明显缓解，1周后出院。

按：《金匮要略·痰饮咳嗽病脉证并治》曰："心下有支饮，其人苦冒眩，泽泻汤主之。"从患者舌脉来看，属脾气偏虚，继而导致脾胃运化功能降低，津液运化失司，聚湿生痰，痰湿壅盛，引动肝风，肝风挟浊痰上扰清窍，出现眩晕、视物旋转、恶心呕吐等症状。李东垣在《兰室秘藏》中云："足太阴痰厥头痛，非半夏不能疗。眼黑头眩，风虚内作，非天麻不能除。"故方用半夏白术天麻汤合泽泻汤当属正治。

患者二诊时出现胃脘部痞塞饱胀、纳差，李老考虑患者存在胃浊不降这一情况，故在上方基础上加消食和胃、理气化湿降浊之药物，使清阳得升，浊气得降，脾胃之气升降有序，故而使得患者症状迅速得到缓解。

二、肝肾亏虚，风阳上扰证

案例1

胡某，女，58岁，2013年8月15日初诊。

主诉：头晕、视物不清2个月。症见：阵发性头晕，头重脚轻，视物不清，伴耳鸣，时有心慌，右侧腰部疼痛不适，走路时足底痛，纳可，多梦，二便调，舌质暗，苔白稍厚，左脉浮滑，右脉沉。检查：血压160/110 mmHg，血脂偏高。中医诊断：头晕。西医诊断：高血压病。

辨证：肝肾亏虚，风阳上扰。

治法：镇肝熄风，滋阴潜阳，佐以消食和胃。

方药：镇肝熄风汤合保和丸加减。

处方：白芍20 g，天冬20 g，怀牛膝15 g，麦冬20 g，代赭石10 g（先煎），玄参20 g，茵陈20 g，龙骨20 g（先煎），牡蛎20 g（先煎），陈皮12 g，半夏10 g，茯苓30 g，炒莱菔子10 g，连翘10 g，焦山楂15 g，焦神曲12 g，焦麦芽20 g，甘草10 g，生姜3片，大枣5枚。14剂，日1剂，水煎取汁500 mL，分2次服。

二诊（2013年8月29日）：服药后头晕明显缓解，现走路时足底已不痛，视物不清缓解。守上方，增白芍至25 g、怀牛膝至20 g，加天麻15 g。14剂。

按：本案辨病属于"眩晕"范畴。《灵枢·海论》认为脑为"髓海"，而"髓海不足，则脑转耳鸣"，本病与肝、肾两脏密切相关。其发病机制为上实下虚。上实为肝阳偏亢，肝风上扰，气血并走于上；下虚为肾阴虚损，水不涵木，肝失滋养，而致肝阳偏盛。肝阳上越，上扰清窍，故出现头重脚轻、耳鸣。正如《素问·至真要大论》说："诸风掉眩，皆属于肝。"腰为肾之府，肾精亏虚，腰失所养，故出现走路时足底痛，腰部疼痛不适。李老认为本病系肝阳挟痰上扰于脑窍，故治以滋阴潜阳，佐以健脾化痰。

方中保和丸主化痰消食，健脾和胃。合用镇肝熄风汤镇肝熄风，滋阴潜阳。方中怀牛膝善引血下行，并有补益肝肾之效；代赭石质重沉降，镇肝降逆。二药相伍，引气血下行。龙骨、牡蛎益阴潜阳。白芍养血柔肝而缓肝之急，玄参、天冬下走肾经，滋阴清热。方佐焦麦芽、茵陈以清肝热，疏肝理气，避免过用重镇之品影响肝之条达之性。两方合用，一则镇肝熄风，滋阴潜阳；二则消食和胃，健脾化痰，故诸症可愈。二诊，效可，故守方，加用天麻以增强镇肝熄风之效。

案例2

王某，男，68岁，2013年8月10日初诊。

主诉：头晕2个月余。症见：头晕，视物模糊、双眼干涩，身痒，眠差多梦，纳差，大便不成形，2次/日，舌质暗红，苔黄，脉弦滑。测血压150/80 mmHg。中医诊断：眩晕。

辨证：肝肾亏虚，肝阳化风，风阳上扰。

治法：平肝熄风，佐以消食和胃。

方药：镇肝熄风汤合保和丸加减。

处方：白芍25 g，天冬15 g，怀牛膝20 g，麦冬20 g，代赭石10 g（先煎），玄参15 g，川楝子12 g，龟板20 g，龙骨20 g（先煎），牡蛎20 g（先煎），陈皮10 g，半夏10 g，茯苓30 g，炒莱菔子10 g，连翘10 g，焦山楂15 g，焦神曲12 g，甘草10 g，生姜3片，大枣5枚。14剂，日1剂，水煎取汁500 mL，分2次服。

二诊（2013年8月26日）：服药后头晕明显缓解，纳食增加，身痒减轻，仍视物模糊、多梦。守上方，玄参增至20 g，龙骨、牡蛎各增至25 g，加藿香15 g。10剂。

三诊（2013年9月8日）：服药后头晕消失，身痒较前明显好转，视物模糊好转，睡眠改善，二便正常，舌质暗红，苔黄，脉弦滑有力。测血压130/75 mmHg。守上方，玄参增至25 g，龙骨、牡蛎各增至30 g，去藿香。20剂。

按：本案患者年事已高，肾阴亏虚，水不涵木，肝失滋养，而致肝阳偏盛，阳亢化风，风阳上扰，导致眩晕发作。患者纳食差，系脾失健运；水湿运化失常，故而大便不成形；肝血不足，目失所养，故而出现视物模糊、双眼干涩。方选镇肝熄风汤以镇肝熄风、滋阴潜阳，辅用保和丸化痰消食和胃、燥湿健脾。二诊患者诸症均有好转，在原方基础上龙骨、牡蛎加量，以增镇肝潜阳之功，并有安神之力，加用藿香以芳香化湿止泻。三诊时患者大便正常，方中去藿香。

案例3

李某，女，63岁，2014年11月26日初诊。

主诉：头晕、头昏沉10余年。患者10余年前发现血压升高，时有头晕、头昏沉，发作时头重脚轻、站立不稳。近日出现阵发性头晕，乏力、气短，时有恐惧感，胃部胀满不适，双下肢肿胀，入睡困难，多梦易醒，舌尖红，舌质暗红，苔白、舌根略黄腻，脉沉弦。中医诊断：①眩晕；②不寐。西医诊断：①高血压病；②失眠。

辨证：肝肾亏虚，肝阳偏亢，肝风上扰。

治法：平肝熄风，补益肝肾。

方药：保和丸、天麻钩藤饮合酸枣仁汤加减。

处方：陈皮15 g，半夏12 g，茯苓30 g，炒莱菔子12 g，焦山楂15 g，焦神曲15 g，连翘12 g，天麻15 g，钩藤15 g（后下），地龙15 g，石决明15 g（先煎），当归15 g，白芍15 g，川芎12 g，山茱萸20 g，酸枣仁25 g，柏子仁20 g，炒鸡内金20 g，焦麦芽20 g，甘草10 g，生姜3片，大枣5枚。5剂，日1剂，水煎取汁500 mL，分2次服。

同时口服中成药血管软化丸（院内制剂），6 g/次，3次/日。

二诊（2014年12月8日）：患者服药期间睡眠质量改善，时有头晕、头昏沉，胃部胀满好转，双下肢肿胀减轻，纳可，大便量少，小便可，舌质暗红，苔黄花剥少津，脉沉弦。守上方，加枳壳15 g、厚朴15 g、木香15 g。5剂。

按：本案患者年过半百，肝肾亏虚，肝风上扰清窍，故而出现头晕、头昏沉、头重脚轻、入睡困难、多梦易醒；患者为老年女性，平时思虑太过，伤及脾胃，导致脾胃运化功能减退，气血化生不足，故而出现胃部胀满不适、乏力、气短；患者头晕、头昏沉病程较长，有高血压病病史10年余，并有入睡困难、多梦易醒症状，故治疗上以平肝熄风、补益肝肾为主，佐以消痰健脾补虚、养血安神。方中天麻、钩藤、石决明平肝潜阳熄风，山茱萸补益肝肾，酸枣仁、柏子仁养心安神。保和丸寓补于消，使气血生化有源，化源一开，水谷之精微便源源不断进入机体，余脏皆得神益。因此，不补气而气渐生，不补血而血渐长，不补肝而肝得养，不补心而心得奉，不补肾而肾得助。二诊患者症有好转，仍有胃部胀满症状，且大便量少，在原方基础上加用枳壳、厚朴、木香以调理肠胃之气。

三、痰蒙清窍证

马某，女，44岁，2013年7月3日初诊。

主诉：头晕半年余。半年来无明显诱因反复出现头晕，视物旋转，如坐舟车，活动后加重，闭目休息时头晕减轻，伴恶心呕吐、听力减退，舌苔白腻，脉滑。中医诊断：眩晕。西医诊断：梅尼埃病。

辨证：痰蒙清窍。

治法：升清降浊，祛湿化痰。

方药：蔓菊二陈汤合泽泻汤加减。

处方：蔓荆子12 g，菊花20 g，陈皮15 g，半夏12 g，茯苓30 g，泽泻20 g，白术15 g，甘草10 g，生姜3片，大枣5枚。7剂，日1剂，水煎取汁500 mL，分2次服下。

配合服用中成药消痰通络丸（院内制剂），6 g/次，3次/日。嘱其清淡饮食、调畅情志、加强锻炼。

二诊（2013年7月26日）：服药后头晕明显缓解，精神好转，无恶心呕吐，听力减退不明显。续守上方7剂。后随访症状明显缓解，无复发。

按：梅尼埃病属中医"眩晕"范畴，该病的典型症状为反复发作的眩晕、听力减退和耳鸣，伴恶心、呕吐和眼球震颤。患者舌苔白腻、脉滑，为痰湿中阻之象。脾失健运，聚湿生痰，痰浊上扰蒙窍，则清气不升，湿浊不降，胃气上逆。故在治疗上应升清降浊，化痰祛湿。方选蔓菊二陈汤合泽泻汤加减。蔓菊二陈汤为李老自拟方，临床常用于痰蒙清窍之眩晕、卒中。以蔓荆子、菊花清利头目，升发清阳；陈皮、半夏、茯苓化痰祛湿，健脾止呕；泽泻、白术组成泽泻汤，利水以升清阳降浊阴，《金匮要略·痰饮咳嗽病脉证并治》曰"心下有支饮，其人苦冒眩，泽泻汤主之"，泽泻汤主治水停心下，清阳不升，浊阴上犯，头目昏眩，现主要用于治疗耳源性眩晕；甘草、大枣健脾和中，生姜温中止呕。诸药合用，直中病机，故疗效显著。

消痰通络丸为李老研制的经验方所制成，基本组成为焦山楂、焦神曲、陈皮、清半夏、茯苓、连翘、炒莱菔子、丹参、三七、鸡血藤、全蝎、地龙、甘草。功能和中消痰、活血化瘀，兼以补肾，常用于高脂血症、高黏血症、红细胞聚集症、缺血性中风和出血性中风恢复期、老年痴呆症、老年颤证等由痰瘀互结形成的多种疾病。用于本案配合口服，故收佳效。

四、痰瘀阻络，清阳不升证

牛某，女，69岁，2014年10月22日初诊。

主诉：头晕5年，加重半年。患者自诉5年前开始出现头晕，多发生于起床后，并伴有恶心、干呕，曾于附近诊所输液治疗（具体不详）后好转，后头晕时作。近半年来加重，并出现耳鸣，活动过后可减轻，纳眠尚可，小便可，大便干，4~5日一行，面色萎黄无华，舌质淡暗，苔白，脉弦滑。测血压145/70 mmHg。中医诊断：眩晕。

辨证：痰瘀阻络，清阳不升。

治法：和中化痰，活血化瘀，升清降浊。

方药：保和丸加减。

处方：当归20 g，生白芍20 g，川芎12 g，天麻15 g，钩藤20 g（后下），地龙20 g，黑芝麻20 g，肉苁蓉20 g，陈皮15 g，姜半夏15 g，茯苓30 g，炒莱菔子10 g，焦山楂15 g，焦神曲15 g，连翘10 g，鸡内金20 g，麦芽20 g，甘草10 g。7剂，日1剂，水煎取汁500 mL，分2次服。

二诊（2014年11月12日）：患者头晕好转，胃部满闷不适，食欲减退，口中黏腻，时有烧心、泛酸，喜食清淡食物，厌油腻，睡眠可，小便可，大便已不干，仍4~5日一行。舌质淡暗，苔薄白，脉弦细。守上方，加厚朴15 g、木香12 g、炒枳壳15 g、干姜6 g、砂仁10 g（后下）、青皮20 g、郁金20 g、葛根25 g。7剂。

按：根据患者病史、临床表现，结合舌质暗、脉弦滑，本案系痰瘀阻络、清阳不升之眩晕。李老辨治眩晕擅于从脾胃入手，以保和丸为底方化裁，独具匠心。李老认为，保和丸能减轻脾胃负担，增强脾胃运化功能，调畅肝胆疏泄，调整膏脂输布，脾胃健则痰浊自化，肝气畅则瘀络自通，再佐以活血祛瘀通络之品，故能显效。二诊患者出现胃部满闷不适等症，此为中焦失和、肝郁气滞，李老在保和丸基础上加用厚朴、木香、炒枳壳，化裁为和中消胀汤（方药组成见"附录"），以消积化滞，调理胃肠之气；加用砂仁、青皮、郁金以疏肝理气解郁。多方合用，共奏寓补于消之功。

五、肝风挟痰，上犯清窍证

朱某，女，70岁，2014年4月28日初诊。

主诉：头晕、健忘近2个月。患者近2个月来自觉头晕、健忘，脘腹胀满疼痛，全身乏力，行走不稳，无耳鸣，纳眠可，小便可，大便不成形，3次/日，舌质暗，边有齿痕，苔白，脉沉细弦。测血压160/100 mmHg。心电图示：心肌供血不足，下壁异常Q波。中医诊断：①眩晕；②中风；③胃痛。西医诊断：①脑梗死；②高血压病2级。

辨证：肝风挟痰，上犯清窍。

治法：和胃化痰，平肝熄风。

方药：保和丸合天麻钩藤饮加减。

处方：天麻18 g，菊花20 g，钩藤20 g（后下），地龙20 g，石决明30 g（先煎），生龙骨20 g（先煎），生牡蛎20 g（先煎），陈皮15 g，姜半夏10 g，茯苓30 g，炒莱菔子10 g，焦山楂15 g，焦神曲15 g，连翘10 g，全瓜蒌15 g，薤白15 g，丹参20 g，焦麦芽20 g，甘草10 g。20剂，日1剂，水煎取汁500 mL，分2次服。

另给予硝苯地平控释片及中成药保和丸口服。

二诊（2014年5月23日）：服药后，诸症已缓解，现仍胃部隐痛，舌质暗，边有齿痕，苔白，脉沉弦。辨为肝胃不和，瘀血阻络。方用自拟和中敛疡止痛汤加减。

处方：陈皮15 g，半夏10 g，茯苓30 g，炒莱菔子10 g，焦山楂15 g，焦神曲15 g，连翘10 g，炒鸡内金20 g，焦麦芽20 g，川楝子12 g，醋延胡索15 g，乌贼骨20 g，川贝母10 g，煅瓦楞子20 g，枳壳10 g，厚朴10 g，木香10 g，青皮15 g，郁金15 g，甘草10 g。10剂。

按：本病患者年届古稀，肝肾亏虚，肾水不能制约肝阳，而致肝阳偏亢，引动肝风，肝风挟痰上扰清窍，导致血压升高，出现头晕、走路不稳；脾气虚弱，气血运行推动无力，痰瘀互结于胃肠，遂有脘腹胀满疼痛；脾气虚弱，气血生化乏源，四肢经络得不到充养，故而全身乏力。给予保和丸合天麻钩藤饮加减，和胃化痰，平肝熄风。另方中用薤白、丹参活血祛瘀，通阳散结止痛，改善心肌缺血情况，使得全身气血通畅，肝气条达，血压降低，诸症减轻。

二诊患者诸症均缓解，胃脘部仍有隐痛，辨证为肝胃不和，瘀血阻络，予以和中敛疡止痛汤加减。方中二陈汤和中祛湿；煅瓦楞子制酸；川楝子、醋延胡索合为金铃子散，清热利湿，理气止痛；乌贼骨、川贝母合为乌贝散，可以收敛溃疡，起到止痛功效。和中敛疡止痛汤系李老保和丸化裁之一，由保和丸加川楝子、醋延胡索、川贝母、乌贼骨、煅瓦楞子组成，有祛湿清热、敛疡止痛之功，主治胃痛、泛酸、嘈杂、痞证，临床用之，每有效验。

第三节 头 痛

一、痰瘀互阻，风热外袭证

张某，男，16岁，学生，2013年8月13日初诊。

主诉：头痛、头昏沉2年余。患者2年来头痛、头昏沉，春、夏、秋季较重，冬季头痛缓解，经常出现口腔溃疡。今日突发右侧鼻部肿痛。眠差，纳尚可，进食不易消化的食物后胃中易泛酸、胀满，二便调，舌质淡，舌体胖大，舌苔黄厚，脉沉弦。平素易感冒，有胆囊炎病史，曾行上颌窦囊肿切除术。中医诊断：头痛。

辨证：痰瘀互阻，风热外袭。

治法：和中化痰，清热解毒。

方药：保和丸合金铃子散、五味消毒饮加减。

处方：陈皮12 g，半夏10 g，茯苓30 g，炒莱菔子10 g，焦山楂15 g，连翘10 g，炒鸡内金20 g，金银花20 g，蒲公英20 g，紫花地丁20 g，黄芩15 g，栀子10 g，白芷12 g，川楝子10 g，醋延胡索15 g，甘草10 g，生姜3片，大枣5枚。15剂，日1剂，水煎取汁500 mL，分2次服。

二诊（2013年8月27日）：服上药后头痛、头昏沉明显减轻，现咽痛，胃脘部不适，饭后则甚，口酸、口苦、口咸，纳可，眠差，大便正常，小便灼热疼痛，时有鼻塞。舌尖红，舌质偏暗，边有齿痕，苔黄腻，脉弦滑。胃镜检查示：胃窦黏膜充血水肿，红白相间，花斑样改变。诊为胆汁反流性胃炎。守上方，加炒枳壳12 g、厚朴12 g、砂仁10 g（后下）、青皮15 g、郁金15 g。15剂。

三诊（2013年9月10日）：服上药后头痛、头昏沉未再出现，咽痛减轻，胃脘部不适减轻，纳可，大便正常，小便灼热疼痛减轻，仍睡眠不好。舌尖红，舌质暗，边有齿痕，苔黄腻，脉弦略滑。守上方，加合欢花15 g、夜交藤15 g。15剂。

按：《丹溪心法·头痛》认为，头痛多主于痰，痛甚者火多。《景岳全书·头痛》云："凡诊头痛者，当先审久暂，次辨表里。盖暂痛者，必因邪气；久病者，必兼元气。以暂病言之，则有表邪者，此风寒外袭于经也，治宜疏散，最忌清降；有里邪者，此三阳之火炽于内也，治宜清降，最忌升散。此治邪之法也。"是至理也。头痛一证，病因复杂，病情缠绵，难速奏效。李老认为本案所患系痰瘀互阻、风热外袭之头痛。患者吃不易消化食物后胃中泛酸、胀满、头昏沉，舌体胖大、苔黄厚，是脾胃虚弱，痰浊内盛，郁而化热，又感受风热邪毒，治疗当健脾和胃化痰，兼疏风清热、解毒止痛。故用保和丸健脾胃，消积化痰以除胃胀；五味消毒饮清热解毒以消疖肿；金铃子散疏肝和胃，兼清肝热。加用开窍止痛之白芷以治鼻渊头痛。后在此方基础上加减调治而愈。

二、痰浊阻滞证

案例1

时某，男，39岁，2013年10月12日初诊。

主诉：头痛6年余。患者6年前无明显诱因出现左侧头部跳痛、刺痛，记忆力下降，曾用中西药治疗，疗效欠佳。症见：精神状态欠佳，反应稍迟钝，左侧头部跳痛、刺痛，记忆力下降，面部发黄，纳差，入睡难，梦多，眠浅易醒，大小便可，舌质暗红，边有齿痕，少苔，脉沉弦滑。中医诊断：头痛。

辨证：痰浊阻滞，气滞血瘀。

治法：和中化痰，行气活血。

方药：保和丸合川芎茶调散、桃红四物汤加减。

处方：陈皮10 g，半夏10 g，茯苓20 g，炒莱菔子10 g，焦山楂15 g，焦神曲12 g，连翘10 g，川芎12 g，荆芥10 g，防风10 g，细辛3 g，薄荷10 g（后下），当归15 g，赤芍15 g，桃仁10 g，红花10 g，甘草10 g，生姜3片，大枣5枚。7剂，日1剂，水煎取汁500 mL，分2次服。

建议其适劳逸，畅情志，忌肥甘厚味。

二诊（2013年10月19日）：服上药后左侧头部跳痛、刺痛已明显缓解，现偶有下眼睑跳动，自觉左侧头部发空，偶有失眠，大便1次/日，小便正常，精神状态欠佳，反应稍迟钝，记忆力减退，面部发黄，纳食欠佳，舌质暗红，舌苔白，脉沉弦。在原方基础上加蜈蚣3条、全蝎10 g、僵蚕15 g。14剂。

三诊（2013年11月3日）：服上药后左侧头部未再出现跳痛、刺痛，下眼睑已不跳动，左侧头部已不发空，失眠已无，反应较前明显好转，记忆力改善，但情绪易急躁，面部有光泽，纳差，二便调，求巩固。舌质暗红，中后部苔黄厚腻，脉沉弦。守上方，加丹参20 g。15剂。

按：本例头痛辨证为痰浊阻滞，气滞血瘀。痰浊阻滞导致血行迟缓，血脉不畅，日久形成瘀血，痰瘀互结，阻滞于脉道，不通则痛。《金匮翼·偏头痛》曰："偏头痛者，由风邪客于阳经，其经偏虚故也，邪气凑于一边，痛连额角，久而不已，故谓之偏头痛也。"若痰浊去，脉络通，则偏头痛可除。所以在治疗上当先健脾祛湿，和中化痰，以杜绝生痰之源。方用保和丸合川芎茶调散、桃红四物汤加减。保和丸健脾化湿，消食助纳，以杜绝生痰之源。川芎茶调散用于治头痛日久不愈，风邪入络，其痛或偏或正，时发时止，休作无时之证。桃红四物汤以祛瘀为主，辅以养血、行气。现代药理研究表明，桃红四物汤具有扩张血管、抗炎的作用，也能起到缓解头痛的作用。二诊时患者头痛症状减轻，偶有下眼睑跳动，自觉左侧头部发空，加用全蝎、僵蚕、蜈蚣以通络、祛风、止痛。李老认为虫类药物具有很强的搜风剔络之效，往往能起沉疴痼疾。

案例2

李某，女，30岁，2013年8月22日初诊。

主诉：顶枕部发沉不适半年余。患者半年前不明原因出现颠顶后及枕部沉痛不适，间断治疗，效果差。症见：顶枕部沉痛不适，右胁肋有发酸感，入睡难，梦多，纳差，体瘦，面色无华，舌质淡，边有齿痕，舌苔白，脉沉细弦。中医诊断：头痛。

辨证：痰浊阻滞，肝风挟痰上扰。

治法：和中化痰，升清降浊，佐以平肝潜阳。

方药：保和丸加减。

处方：菊花15 g，蔓荆子12 g，葛根20 g，薄荷10 g（后下），陈皮12 g，半夏10 g，茯苓30 g，炒莱菔子10 g，焦山楂15 g，连翘10 g，炒鸡内金20 g，天麻10 g，炒白术10 g，钩藤10 g（后下），地龙15 g，甘草10 g，生姜3片，大枣5枚。30剂，日1剂，水煎取汁500 mL，分2次服。

建议其适劳逸，畅情志，忌肥甘厚味。

二诊（2013年9月30日）：服上药后头痛、头沉已痊愈，现入睡可，眠浅易醒，每夜醒3～4次，纳食增加，但食后即觉胃胀，晨起干呕，脐周压痛，大便干，1次/日，量少，小便可。月经量少，色暗，有血块，经后2天即觉腹痛。舌质红，苔白，脉沉弦细。守上方，加酸枣仁20 g、丹参20 g，炒莱菔子增至15 g。30剂。

以上方随症加减治疗2个月，患者头痛、头沉症状消失。随访至今，未再复发。

按：本案所患系痰浊阻滞、肝风挟痰上扰之头痛。患者脾胃素虚，运化功能减弱，水湿输布失常，聚湿生痰，痰浊内盛，引动肝风，肝风挟痰浊上扰，阻滞于脑窍，湿性重浊，故而出现颠顶及后枕部沉痛不适。在治疗上当先健运中州，以杜绝生痰之源，若痰浊去，脉络通，则头痛可除。患者颠顶及后枕部当属于厥阴经及太阳经所属络脉，在治疗中又当佐以引经之药，以助药力上行，直达病所。治以平肝潜阳、疏通经络，方用保和丸加菊花、蔓荆子、天麻、钩藤、地龙等。《神农本草经》曰，菊花"主诸风头眩"，清利头目，药理研究证实其有抑制毛细血管通透性的作用；蔓荆子能泄湿降浊，升发清阳，为治上焦头目之要药；天麻、钩藤、地龙均有平肝熄风之效。诸药合用，一则健脾化痰，二则平肝祛风止痛，从而达到标本兼治的目的。二诊加用酸枣仁以养心安眠；加用丹参以活血祛瘀；饭后胃胀、晨起干呕，故加大炒莱菔子用量以消食和胃。

三、痰蒙清窍证

王某，男，43岁，2013年8月30日初诊。

主诉：头痛、头晕半月。患者半月前无明显诱因出现头痛，以颠顶部为主，钝痛，头晕、头昏沉持续存在，无视物旋转、恶心欲吐，舌质瘀暗、苔腻微黄，脉弦滑。体形肥胖，平素嗜食肥甘厚味。有高血压病、高脂血症病史，间断服用降压、降脂西药，效果不佳。测血压170/110 mmHg，检查血脂各项指标均较高。心电图显示：心肌供血不足。中医诊断：①头痛；②眩晕。西医诊断：①脑梗死；②高血压病3

级，极高危；③高脂血症。

辨证：脾不化浊，痰蒙清窍。

治法：健脾和胃，和中化痰。

方药：保和丸加减。

处方：陈皮10 g，半夏12 g，茯苓30 g，炒莱菔子15 g，焦山楂15 g，焦神曲12 g，连翘15 g，炒鸡内金20 g，焦麦芽20 g，天麻15 g，钩藤30 g（后下），丹参25 g，泽泻20 g，石决明30 g（先煎）。水煎取汁500 mL，分2次服。

服汤药期间，嘱患者勿食肥甘厚味，以清淡饮食为主，正规服用降压药。

加减服药2个月后，患者头晕、头痛诸症消失，血压稳定在130/80 mmHg左右。复查血脂示各项指标均有下降。

按：本例头痛、眩晕之证，辨属脾不化浊，痰蒙清窍。李老认为，胃纳不化，脾失健运仍为其病机之关键，治疗用药不能一味投以熄风活血、养阴滋肾、化痰开窍之品，应健脾和胃、消导化滞为先。故李老临证多以保和丸为主施治，常收到较佳效果。本例患者除头晕、头痛症状外，尚有多项生化检查指标异常，其根本在于体内代谢异常，究其病机，当责之脾胃。胃能纳而脾不能化，致使水谷不化精气，而成痰浊留于体内，蒙蔽清窍，滞涩脉道，阻碍气血运行。故辨治仍需从脾胃入手，以证立法，依法立方，恰中病机。在此基础上，加用天麻、钩藤、石决明、泽泻，有天麻钩藤饮之功，诸药共用，故取佳效。

四、清阳不升证

郭某，女，38岁，2013年8月21日初诊。

主诉：头痛1个月，加重4天。患者1个月前因奔波劳累后出现头痛、头晕、乏力、纳差，自服感冒颗粒发汗后头痛不减，畏风，遂至当地医院就治，继用解热镇痛之剂，头晕好转，头痛、恶风进一步加重，遂前来李老处就诊。症见：精神差，头痛、头晕，懒言少动，纳差，眠尚可，二便调，舌质淡，苔薄白，脉弱。平素体虚，常易感冒。中医诊断：头痛。

辨证：清阳不升。

治法：甘温益气升清。

方药：益气聪明汤加减。

处方：黄芪30 g，党参15 g，炒白术12 g，白芍10 g，葛根12 g，升麻6 g，蔓荆子15 g，炙甘草6 g。7剂，日1剂，水煎取汁500 mL，分2次服。

二诊（2013年8月28日）：诉头痛已基本消失，精神佳，情绪稳定，身体较前明显有力，但觉食欲仍欠佳，舌质淡红，苔薄白，脉细。给予香砂六君子丸10丸/次，3次/日，连服1个月，以善其后。

按：头属清窍，为"诸阳之会""清阳之府"，又为髓海之所在，居人体之最高位，赖清阳之气以温之，精华之血以滋之，以为九窍之用。气血之所以能上荣头窍，皆赖脾胃升清降浊之能。若脾胃亏虚，失其运化之职，清阳无以上达头面，浊气不能内走六腑，清浊相干，则脑窍失养，头痛作矣。本案患者懒言少动，纳食不香，舌质淡，苔薄白，脉弱，一派脾胃虚弱之象。气虚头痛，其症见头痛隐隐，时作时止，遇劳或大饥大饱而加重。饥饿时中气不得谷气之资助则虚馁，此为"不荣则痛"；过饱则伤脾，水谷不能化为精微，反化为浊气，阻滞清阳，清阳不能上达清窍，此为"不通则痛"。治以甘温健脾，益气升清，方用益气聪明汤加减。李老指出，治疗此证该方较补中益气汤功胜，益气聪明汤用于清阳不升较重时，补中益气汤用于清阳不升较轻时。

第四节 不 寐

一、痰瘀互阻，肝阳上亢证

孙某，女，65岁，农民，2013年7月3日初诊。

主诉：失眠2年余。患者入睡困难，易醒，醒后不易入睡，每夜能睡2~3小时，眼睑下垂，抬举无力，右侧下肢疼痛，子宫脱垂，口干，纳可，小便可，大便不成形，舌质淡红，舌体胖大，苔少，舌中部苔薄白，脉弦滑。血压170/90 mmHg，平素服中成药降压。中医诊断：不寐。西医诊断：①失眠；②高血压病。

辨证：痰瘀互阻，肝阳上亢。

治法：和中化痰，平肝熄风，宁心安神。

方药：保和丸合天麻钩藤饮加减。

处方：陈皮12 g，半夏12 g，茯苓30 g，炒莱菔子10 g，焦山楂15 g，焦神曲12 g，天麻15 g，钩藤20 g（后下），地龙20 g，石决明30 g（先煎），栀子10 g，黄芩15 g，炒杜仲20 g，桑寄生20 g，益母草20 g，夜交藤30 g，续断20 g，甘草10 g，生姜3片，大枣5枚。15剂，日1剂，水煎取汁500 mL，分2次服。

二诊（2013年7月19日）：服上药后，睡眠明显改善，能入睡，每夜能睡5小时左右，子宫脱垂好转，右侧下肢疼痛减轻，口干好转，血压基本正常，已不吃降压中成药。仍眼睑下垂，抬举无力，偶有自然闭合，闭目休息后可好转（考虑重症肌无力）。舌质暗红，舌体胖大，边有齿痕，苔白稍厚，脉弦滑。在原方上加菊花20 g、蔓荆子10 g、葛根15 g、鸡血藤20 g。15剂。

三诊（2013年8月8日）：服上方后，睡眠佳，每夜能睡6~7小时，右侧下肢疼痛已不明显，口干消失，眼睑下垂无明显好转，舌质红，舌体胖大，边有齿痕，苔白腻，脉弦滑。用中成药消痰通络丸（院内制剂）巩固治疗。

按：不寐亦称"不得眠""不得卧"。本案所患系痰瘀互阻，肝阳上亢之不寐。方选天麻钩藤饮以平肝熄风、清心安神。方中天麻、钩藤、石决明均有平肝熄风之效；栀子、黄芩清肝经之火，使肝阳不致偏亢；益母草活血利水，配合杜仲、桑寄生能补益肝肾。患者大便不成形，子宫脱垂，舌体胖大，苔少，舌中部苔薄白，脉弦滑，乃是脾虚湿盛，中气下陷所致。治当健脾益气，升阳止泻。方选保和丸加葛根治疗，保和丸善消痰浊，葛根升阳止泻。诸药结合，可使痰湿得去，脾气得健，肝阳得平。二诊睡眠较前改善，睡眠时间延长，在原方基础上加用菊花、蔓荆子以增强清肝之效，加鸡血藤以活血通络。

二、痰瘀互阻，气虚血瘀，肝郁化火证

申某，女，29岁，2013年8月3日初诊。

主诉：失眠伴右腹疼痛9个月余。患者多梦，晨起困乏，头胀痛，右腹部疼痛，按压后缓解，腰部酸困，休息后缓解，纳差，二便调，舌质红，舌体胖大，苔少，脉沉弱。平素脾气差，易生气。对头孢类药物过敏。中医诊断：不寐。

辨证：痰瘀互阻，气虚血瘀，肝郁化火。

治法：和中化痰，佐以益气活血、疏肝泻热、理气止痛。

方药：自拟和中宁心汤合金铃子散、桃红四物汤加减。

处方：陈皮12 g，半夏12 g，茯苓30 g，炒莱菔子10 g，焦山楂15 g，焦神曲12 g，太子参20 g，麦冬15 g，五味子15 g，当归15 g，白芍15 g，川芎12 g，桃仁10 g，红花10 g，巴戟天15 g，甘草10 g，川楝子12 g，醋延胡索15 g，生姜3片，大枣5枚。7剂，日1剂，水煎取汁500 mL，分2次服。

二诊（2013年8月10日）：服上药后，睡眠有好转，腹痛明显减轻，便秘，3日一行，月经错后1周、质暗，白带色黄、量减少，纳可，舌质稍暗，苔薄白，脉沉细。守上方，加肉苁蓉15 g。30剂。

三诊（2013年11月12日）：服上方后，睡眠好转，晨起精神明显改善，腹痛消失，食欲增加，白带量减少，腰部酸困消失，余症仍在，但

已较前明显减轻。

按：本案所患系痰瘀互阻，气虚血瘀，肝郁化火之不寐。舌质红、舌体胖大、苔少、脉沉弱，是脾虚湿盛、肝郁化热、里虚证的表现。李老认为，一方面脾胃为五脏六腑之海，若中焦失和化运不足，气血亏虚，血不养心，可出现不寐；另一方面，痰为有形之邪，易阻滞气机，造成气滞血瘀而加重失眠，故治疗当益气养阴、活血化瘀。和中宁心汤（方药组成见"附录"）是李老自拟方，方中含生脉散以益气养阴，另合用桃红四物汤去生地黄以养血、活血化瘀。李老运用桃红四物汤，常根据患者临床症状变化而调整，针对脾胃有湿邪及阳虚者多去生地黄，因该品性寒而滞，故脾虚湿滞、腹满便溏者，不宜使用。《医学入门》也曾指出："中寒、有痞、易泄者全禁。"本案患者还有肝郁化火，横犯脾胃之证，或称"肝气犯脾"。由于肝气偏亢，过于疏泄，影响脾胃，一方面出现肝气郁结症状，如右腹疼痛、头涨痛、脾气不好、易生气等；一方面出现脾胃症状，如饮食不佳等。故用金铃子散以疏肝泻热、理气止痛。三方合用，达到和中化痰、益气活血、疏肝泻热、理气止痛、补肾助阳之功，使痰湿除、气血和、肝胃调、肾阳固，则诸症自除。

三、痰瘀互阻，气阴两虚，虚热扰神证

张某，女，35岁，2013年8月10日初诊。

主诉：入睡困难3年余。患者眠浅易醒，醒后不易入睡，常觉胸闷、气短、乏力，稍有活动则症状加重，耳鸣，喜叹息，嗳气则舒，左足跟麻木，食少，大便干，2～3日一行，小便可，舌质暗红，舌体胖，苔黄腻，脉沉弦细无力。月经常提前，量少，色暗，有血块。平素易"上火"，口臭，牙龈肿痛。夏天易出汗，剖宫产术后出汗更明显。对头孢类药物过敏。中医诊断：不寐。

辨证：痰瘀互阻，气阴两虚，虚热扰神。

治法：和中化痰，佐以益气养阴、清热解郁除烦、养血安神。

方药：自拟和中宁心汤合酸枣仁汤加减。

处方：陈皮10 g，半夏10 g，茯苓20 g，炒莱菔子10 g，焦山楂12 g，焦神曲12 g，连翘10 g，太子参20 g，麦冬15 g，五味子15 g，当归15 g，白芍15 g，酸枣仁20 g，川芎10 g，知母10 g，茯神20 g，郁金15 g，甘草10 g，生姜3片，大枣5枚。7剂，日1剂，水煎取汁500 mL，分2次服。

二诊（2013年8月19日）：服上药后，睡眠稍改善，体虚时仍有耳鸣，乏力，左足跟麻，近两日小便无力，尿频、色不黄，大便2～3日一行，质不干，舌质偏红、苔薄白，脉沉细。守原方，加天冬20 g。7剂。

三诊（2013年8月26日）：服上方后，睡眠有改善，仍易"上火"，"上火"时口臭严重，时有耳鸣，夜间醒来时易心慌，口不干，大便不规律、不干，尿频，舌质偏红，苔薄黄，脉沉细。在二诊方基础上加白茅根20 g、枸杞子20 g、菊花20 g、竹茹12 g。10剂。

四诊（2013年9月3日）：服上方后，睡眠改善，口臭减轻，纳欠佳，轻微有胸闷、心慌，大便1～3日一行、质不干，小便次数减少，舌质红，苔薄黄略腻，脉细弦滑。三诊方增菊花至25 g、竹茹至15 g、酸枣仁至25 g、枸杞子至25 g。10剂。

五诊（2013年9月17日）：服上方后，睡眠好转，胸闷、心悸改善，小便次数减少，仍有耳鸣，躺下时明显。近20天双足踝无力明显加重（该症已有6年），双足跟疼痛，不能行走，经期、经后该症状加重，近日足跟时有麻木。纳欠佳，口臭较重。大便1～4日一行，不干。舌质红，舌尖红明显，苔厚腻黄，脉弦滑数无力。四诊方增竹茹至18 g、酸枣仁至30 g、枸杞子至30 g。10剂。

六诊（2013年9月30日）：服上方后，睡眠好转，"上火"减轻，尿频、心悸、易叹息症状均好转，仍有胸闷、气短、耳鸣、足跟疼痛。月经量少，经期提前。足跟时有麻木。纳欠佳，大便1～4日一行。舌质暗红，苔黄稍厚，脉弦滑数无力。五诊方中去茯神、白茅根、枸杞子、菊花、竹茹。10剂。

守上方加减又服20剂，2013年10月31日来诊：睡眠佳，胸闷、心悸消失，精神明显改善，纳食增加，大便正常，余症减轻，仍耳鸣，经期足跟麻消失。

按：本案所患系痰瘀互阻，气阴两虚，虚热扰神之不寐。《素问·逆调论》云："阳明者胃脉也，胃者，六腑之海，其气亦下行，阳明逆，不得从其道，故不得卧也。""胃不和则卧不安"，此之谓也。本案患者脾胃素虚，痰浊内盛，脾主运化和胃主受纳功能受到影响，故饮食量少，大便干，2～3日一行。其舌质暗红、舌体胖、苔黄腻、脉沉弦细无力，也是脾虚湿盛，湿热蕴结的表现。李老认为，脾胃为后天之本、气血生化之源，脾胃虚弱，运化乏力，易生痰湿，痰为有形之邪，易阻滞气血运行而致瘀，气血生化不足，则易致肝藏血不足，肝阴血不足，虚热内扰，而致不寐，影响心神，则心失濡养而出现心系病症，如胸闷、心慌、气短等症状。故其治疗以和中宁心汤（方药组成见"附录"）化裁，兼顾心、脾二脏，方中生脉散可补心气、益心阴，保和丸健脾运胃，以杜绝生痰之源。当归养血活血，患者无心悸、怔忡，故去龙骨、牡蛎。用酸枣仁汤以兼顾肝脏，取其清热除烦、养血安神之效。该方酸收与辛散并用，补血与行血结合，具有养血调肝之妙。患者平素易"上火"，喜叹息，得嗳气则舒，说明患者肝郁气滞，内有郁热。加郁金以行气解郁，清心凉血。诸药合用，标本兼治，起到和中宁心、养血清热除烦、补益气阴之效。

患者三诊时睡眠有改善，但气阴两虚症状仍为主要症状，故在二诊方中加用白茅根清热利尿，改善尿频症状，加枸杞子滋补肾阴，菊花清热解毒，竹茹清热化痰。患者服药后，气阴两虚所表现诸症均有改善，故给予加重药量，以增强益气养阴、滋阴清热功效。患者在六诊时阴虚内热症状明显好转，故在五诊方中减去滋阴清热药，患者坚持服用20剂后复诊，诸症明显好转。

四、痰瘀互阻，肝血不足，虚热扰神证

杨某，女，40岁，2013年10月3日初诊。

主诉：入睡困难2年余。患者睡眠质量差，眠浅易醒，醒后不易入睡，白天犯困，头脑不清醒，休息后稍有缓解。常叹息，食少，不能进食生冷，饱食后易泛酸，大便时干时稀，咳嗽或用力时尿液外溢，舌质暗，舌体胖，苔薄白，脉沉弦稍滑。月经周期正常，色暗有血块。平时怕冷，手脚冰凉，夏季亦不能缓解。夏季经常出现疲乏，腿软无力，出汗少，不能吹电扇或空调。对磺胺过敏。中医诊断：不寐。西医诊断：失眠。

辨证：痰瘀互阻，肝血不足，虚热扰神。

治法：和中化痰，佐以清热除烦、养血安神。

方药：自拟和中宁心汤合酸枣仁汤加减。

处方：陈皮10 g，半夏10 g，茯苓20 g，炒莱菔子10 g，焦山楂10 g，焦神曲10 g，连翘10 g，太子参25 g，麦冬15 g，五味子15 g，当归15 g，白芍15 g，酸枣仁25 g，川芎12 g，知母10 g，茯神10 g，巴戟天15 g，甘草10 g，生姜3片，大枣5枚。7剂，日1剂，水煎取汁500 mL，分2次服。

二诊（2013年10月12日）：服上药后，纳食增加，睡眠转佳，咳嗽则遗尿症状消失，余症稍有改善。时见手关节疼痛，久坐后双膝关节发僵。舌质淡红偏暗，苔白稍厚，脉沉弦滑。守上方，加秦艽20 g、木瓜20 g、独活10 g，增酸枣仁至30 g、茯神至30 g。7剂。

三诊（2013年10月19日）：服上方后，走路较前有力，头脑不清醒减轻，睡眠中时有醒。舌质暗，舌体大，苔薄白，脉沉。守上方，加远志10 g、石菖蒲20 g。7剂。

上方加减，共服汤药90余剂，自觉身体较前有力气，精神好转，头脑较前清醒，眠佳，纳可，身体整体情况好转，偶有头晕、耳鸣。

按：本案所患系痰瘀互阻，肝血不足，虚热扰神之不寐。患者饮食量少、不能进食生冷、饱食后易泛酸、大便时干时稀、咳嗽或用

力时尿液外溢、平时怕冷、手脚冰凉等症状均为脾肾阳虚表现。脾阳虚导致脾胃运化功能减退，故治疗以和中宁心汤（方药组成见"附录"）化裁。方中生脉散益气养阴；保和丸消食化痰，健脾运胃，使脾胃运化功能得复，脾阳得生，从而使阳气充养全身。肝血不足，虚热内扰，当用酸枣仁汤以清热除烦，养血安神。该方酸收与辛散并用，补血与行血结合，具有养血调肝之妙。患者咳嗽、用力时尿液外溢，可能因咳嗽时腹压增大，压迫刺激膀胱所致，中医学早在《内经》就有记载，称之为"膀胱咳"。《素问·咳论》说："肾咳不已，则膀胱受之，膀胱咳状，咳而遗尿。"告诉我们"五脏六腑皆令人咳，非独肺也"。因肾与膀胱相表里，治疗"膀胱咳"多从肾论治，治宜温肾祛寒，缩尿止遗，李老选用一味巴戟天以温肾祛寒、缩尿止遗。二诊患者出现手关节疼痛，久坐后双膝关节发僵，在原方基础上加秦艽、木瓜、独活，以祛风湿、通经活络。

五、肝郁化火证

刘某，女，38岁，2013年7月19日初诊。

主诉：间断失眠4年，再发加重2周。患者平素易生气，遇情绪刺激，即感胸胁胀闷，入睡困难，甚则彻夜难眠，心烦急躁，服逍遥丸后症状可逐渐缓解。2周前与人吵架后，上述症状再发并加重，服用逍遥丸无效。症见：焦虑面容，目眶下色黑，心烦急躁，口苦纳差，彻夜难眠，舌质红，苔黄厚，脉弦滑。中医诊断：不寐。西医诊断：失眠。

辨证：肝郁化火。

治法：疏肝解郁，清热安神。

方药：丹栀逍遥散加减。

处方：牡丹皮20 g，栀子10 g，柴胡12 g，当归12 g，白芍15 g，茯神 30 g，炒白术 30 g，薄荷15 g（后下），炒酸枣仁30 g，龙骨30 g（先煎），牡蛎30 g（先煎），炙甘草12 g。3剂，日1剂，水煎取汁500 mL，分2次温服。

二诊（2013年7月22日）：患者服药后仍入睡困难。加黄连10g、枳实12g、竹茹15g、半夏10g、陈皮15g、焦三仙各15g。4剂。服药以后患者睡眠逐渐正常。

按：患者平素脾气急躁易怒，此乃典型肝气郁结，化热扰神导致的失眠，故方用丹栀逍遥散加减。患者肝郁化火，痰火扰神为主要病机，方中运用疏肝解郁清热药同时加用酸枣仁、生龙牡安神定志。患者服药后，入睡困难症状改善不明显，考虑到舌质红、苔黄厚、脉弦滑，为痰火郁结较重，故在二诊方中加用黄连温胆汤和焦三仙，用黄连温胆汤清热化痰、和胃利胆，焦三仙助脾胃运化。服用4剂后患者睡眠逐渐好转。

六、气血亏虚证

廖某，男，41岁，2014年11月26日初诊。

主诉：失眠2年余。患者2年来睡眠质量较差，入睡困难，多梦，易醒，睡眠时自觉脑中鸣响，左耳耳鸣且听力下降，眼干涩，视物模糊，口干、口苦、鼻干、鼻痒，无流涕，手脚发凉，乏力，舌质淡红，苔薄白、中后略黄，脉弦细。形体偏瘦，平素性情急躁，既往有过敏性鼻炎病史。中医诊断：①不寐；②耳鸣。西医诊断：失眠。

辨证：气血亏虚。

治法：健脾益气，养血安神。

方药：保和丸合酸枣仁汤加减。

处方：陈皮15g，半夏12g，茯苓30g，炒莱菔子10g，焦山楂15g，焦神曲15g，连翘10g，龙骨20g（先煎），牡蛎20g（先煎），紫石英20g（先煎），甘松20g，酸枣仁25g，柏子仁20g，知母20g，茯神30g，白芍25g，甘草10g，青皮20g，郁金20g，续断25g。10剂，日1剂，水煎取汁500mL，分2次服。

同时口服中成药参琥胶囊（院内制剂）1瓶，6粒/次，3次/日。

二诊（2014年12月8日）：患者服药后乏力、鼻干好转，睡眠稍有改善，仍有多梦易醒，醒后自觉脑中鸣响，鼻痒，耳鸣，眼干涩，手脚冰凉，心情烦躁，小便有不尽感。

处方：怀牛膝20 g，苍术12 g，黄柏12 g，生薏苡仁30 g，杜仲20 g，桑寄生20 g，续断20 g，山茱萸20 g，制远志10 g，石菖蒲20 g，紫石英20 g，磁石12 g，甘松20 g，生白芍20 g，制龟板20 g，制鳖甲20 g，巴戟天20 g，牡丹皮20 g，泽泻20 g，茯苓20 g，陈皮15 g，半夏12 g，炒莱菔子10 g，焦山楂20 g，焦神曲15 g，甘草10 g，酸枣仁25 g，益智仁20 g，柏子仁25 g。10剂。

三诊（2014年12月17日）：患者服药后诸症缓解，乏力、鼻干明显好转，睡眠改善较明显，偶有多梦易醒，但能很快入睡，醒后自觉脑鸣减少，鼻痒、耳鸣、眼干涩、手脚冰凉、心情烦躁、小便不尽感等症状皆有改善。守上方10剂。

按：患者自诉工作压力大，平时劳逸失调，经常熬夜，伤精耗气，久则气血亏虚，心神失养，而出现入睡困难、多梦易醒；肾精亏虚，出现脑鸣、耳鸣。结合舌质淡红、苔薄白、脉弦细，此乃气血亏虚之象，故择方保和丸合酸枣仁汤加减。保和丸健脾和胃，使脾胃运化功能恢复，气血生化有源；酸枣仁汤养心安神。患者有过敏性鼻炎病史，出现鼻干、鼻痒，眼干涩，手脚冰凉，心情烦躁，小便不尽感，在二诊方中加用四妙散，三诊后睡眠、脑鸣明显好转，病情向愈。李老认为由于生活、工作等压力引起的失眠较为顽固，单纯的药物治疗很难获效，还需不断开导患者，使其心情开朗则失眠自愈。

参琥胶囊为李老研制的经验方所制成，基本组成为：红参、三七、琥珀。功用益气化瘀、通络安神，主要用于气虚血瘀之胸痹、心痛、心悸、失眠、胁痛、积证（包括西医之冠心病心绞痛、心律失常、失眠及慢性肝炎、肝脾大）等疾患。本案配合口服，故收佳效。

七、肝失疏泄，痰火扰心证

王某，女，40岁，2014年10月20日初诊。

主诉：失眠5年余。患者入睡困难，多梦，晨起头晕、乏力，双目干涩瘙痒，脾气急躁，心烦易怒，多汗，纳可，经前腰痛、怕冷，月经周期正常，量少色暗，夹有大量血块，小便正常，大便干，舌尖红、有点刺，舌质暗，苔黄厚腻，脉沉细。中医诊断：不寐。西医诊断：失眠。

辨证：肝失疏泄，痰火扰心。

治法：疏肝解郁，清热安神。

方药：丹栀逍遥散合酸枣仁汤加减。

处方：牡丹皮20 g，生栀子12 g，黄芩15 g，黄连10 g，柏子仁20 g，酸枣仁25 g，川芎12 g，知母10 g，茯神20 g，珍珠母20 g，青皮20 g，郁金20 g，浮小麦30 g，丹参20 g，当归15 g，炒白芍20 g，焦山楂15 g，焦神曲15 g，炒麦芽15 g，生姜3片，大枣5枚，甘草10 g。7剂，日1剂，水煎取汁500 mL，分2次服。

二诊（2014年10月31日）：患者失眠明显好转，头晕、乏力减轻，自诉精神状态较前好转，仍多梦，双目干涩，性冷淡，纳可，小便可，大便干，面色黄，苔中后部黄厚，脉沉细无力。守上方，加厚朴15 g、白及12 g、制远志10 g、石菖蒲15 g。7剂。

三诊（2014年11月12日）：患者失眠及双眼干涩明显好转，面色渐复红润，大便仍干，舌尖红，苔白腻，脉沉细。守二诊方，加太子参20 g、麦冬15 g、五味子15 g。7剂。

按：不寐指经常不能获得正常睡眠，或入睡困难，或睡眠时间不足，或睡眠不深，严重时以彻夜不眠为特征的病证。《内经》认为不寐是邪气客于脏腑，卫气行于阳，不能入阴所得。总属阳盛阴衰，阴阳失交，一为阴虚不能纳阳，一为阳盛不得入于阴。本案系肝失疏泄，痰火扰心之不寐。患者平素心烦多怒，为肝失疏泄之表现；入睡困难、多梦为痰火扰心；晨起头晕乏力、双目干涩瘙痒，月经量少、色暗、夹有大量血块，为气血不足所致。故治疗上以丹栀逍遥散合酸枣仁汤为主，以疏肝化浊清热、益气养心安神。二诊效可，故守原方，加用厚朴、白及、制远志、石菖蒲以理气化痰、醒神开窍。三诊症状明显好转，仍大便干，加用生脉散以益气生津，则大便自通。

第五节　健　忘

痰浊血瘀证

睢某，女，75岁，2013年9月24日初诊。

主诉：记忆力下降5个月余。患者5个月来记忆力明显下降，失眠，入睡困难，眠浅易醒，醒后不易入睡，纳可，二便调，舌质暗红，有瘀点，苔白厚稍黄，脉沉弦滑。中医诊断：①健忘；②失眠。

辨证：痰浊血瘀。

治法：和中化痰，祛瘀通络。

方药：保和丸合酸枣仁汤、四物汤加减。

处方：陈皮12 g，半夏12 g，茯苓30 g，炒莱菔子15 g，焦山楂15 g，连翘10 g，酸枣仁20 g，川芎12 g，熟地黄10 g，知母10 g，龙骨20 g（先煎），牡蛎20 g（先煎），丹参20 g，当归15 g，白芍15 g，甘草6 g，生姜3片，大枣5枚。14剂，日1剂，水煎取汁500 mL，分2次服。

二诊（2013年10月11日）：服上药后，记忆力较前有好转，睡眠改善不明显，纳可，二便调，舌质暗，苔中后厚腻，脉沉滑。守上方，酸枣仁增至25 g，丹参增至25 g。10剂。

三诊（2013年10月23日）：服上方后，记忆力较前明显有改善，眠佳，纳食可，大便略稀，舌质暗，苔薄白，脉沉滑。加炒白术15 g。10剂。

按：患者舌质暗红、有瘀点、苔白厚稍黄、脉沉弦滑，为脾虚痰湿内盛、瘀血内阻之征。脾主升清，水谷精微依赖于脾的运化功能以上充脑窍。中焦为生化之源，亦为生痰之源，痰浊壅滞，脾失健运，清阳不升，则元神失养，而致健忘。此乃痰浊瘀血之健忘，治疗以保和丸为主方化裁，健脾运胃，以杜绝生痰之源。中焦健运，则痰源乏竭，血行流畅，而元神得养。另佐以四物汤养血活血化瘀，使气血运行顺畅；酸枣仁汤加龙骨、牡蛎以养血安神、清热除烦、安神定志。脾胃健，痰瘀去，血脉通，心神得养，则失眠除、健忘愈。二诊，记忆力较前改善，失眠改善不明显，故守原方，加重酸枣仁、丹参用量以增强安神、祛瘀之效。三诊，大便略稀，加用炒白术以健脾利湿而止泻。

第六节　痴　呆

痰瘀互阻，肾精不足证

案例1

张某，男，78岁，离休干部，2013年8月10日初诊。

主诉：呆傻愚笨3年余。患者2010年4月患脑梗死，出现半身不遂，经治1个月后肢体功能恢复正常，但渐见呆傻愚笨，呈进行性加重，西医诊断为血管性痴呆，经多方治疗无效。症见：表情呆滞，反应迟钝，沉默寡言，记忆力、计算力、识别力、判断力均明显减退，纳少，口泛痰涎，舌质暗，有瘀点，苔白厚，脉沉弦滑。中医诊断：痴呆。西医诊断：①血管性痴呆；②脑梗死。

辨证：痰瘀互阻，肾精不足。

治法：和中化痰，佐以祛瘀通络。

方药：保和丸加减。

处方：陈皮12 g，半夏12 g，茯苓30 g，炒莱菔子15 g，石菖蒲15 g，远志10 g，郁金15 g，僵蚕10 g，丹参30 g，焦三仙各15 g，炒鸡内金15 g，甘草6 g。12剂，日1剂，水煎取汁500 mL，分2次服。

嘱其配合脑力训练，适劳逸，畅情志，忌肥甘厚味。

二诊（2013年8月25日）：服上药后，纳食增加，舌苔稍退，余症稍有改善。此痰浊渐去也，故治宜化痰祛瘀、疏通经络之法。在原方基础上加桃仁12g、红花20g、川芎10g、当归20g、蔓荆子10g、菊花12g，以增养血活血、清利头目之功。30剂。

三诊（2013年9月21日）：服上方1个月后，认知功能较前有改善，反应较前灵敏，记忆力稍有改善，纳食可。舌质暗，有瘀点，舌苔薄白，脉沉弦滑。此脾胃健运，脉道渐通，则其虚可补。治宜补肾益髓、增进智能为主，佐以祛瘀化痰之法。方用还少丹合桃红四物汤加减。

处方：熟地黄15g，枸杞子15g，山茱萸15g，肉苁蓉15g，石菖蒲15g，远志10g，何首乌15g，当归15g，桃仁10g，红花20g，丹参30g，焦三仙各15g。30剂。

以上方随症加减治疗3个月，患者智能恢复正常，临床症状消失，生活完全自理，可独自外出旅游。

按：本案所患系痰瘀互阻、肾精不足之老年痴呆病。患者年逾古稀，肾气日衰，脾胃素虚，痰浊内盛，且发病前已有脑梗死病史，脑脉瘀阻，清阳之气被遏，脑髓受损，元神被扰，神机失用，而致呆傻愚笨。中焦脾胃为水谷精微生化之源，亦为生痰之源，痰浊阻滞脉道，使血流受阻，清阳不升，则元神失养。故李老治疗第一步以保和丸化裁，化痰健脾和胃，使痰浊从根源上杜绝。

痰瘀阻滞于血脉，可使血行黏滞，血脉不畅，由痰阻而渐致血瘀，痰瘀互结，血行不利，清气不能上荣元神，则痴呆由生。故第二步佐以活血化瘀之品，以畅气血运行，治宜化痰祛瘀、疏通经络之法。方用保和丸合荆菊四物汤加减。《神农本草经》曰，菊花"主诸风头眩"，清利头目，药理研究证实其有抑制毛细血管通透性的作用；蔓荆子能泄湿降浊，升发清阳，为治上焦头目之要药。

经过前两步治疗，患者脾胃健运，脉道渐通，则其虚可补，但在补虚之时，仍要兼顾痰、瘀这两大病理因素。故第三步以补肾益髓、增进智能为主，佐以祛瘀化痰之法。方用还少丹合桃红四物汤加减。

痰瘀去，血脉通，脑髓充，元神得养，呆病渐愈。本案提示临证宜根据不同病期之标本虚实之偏差，灵活施治。正如《素问·至真要大论》云："谨守病机，各司其属，有者求之，无者求之，盛者责之，虚者责之……疏其气血，令其调达，而致和平。"

案例2

陈某，男，69岁，2013年12月9日初诊。

主诉：呆傻愚笨半年。患者半年前患脑梗死（多发腔隙性梗死），出现言语不利、肢体麻木，住院治疗10天，症状有所改善，但记忆力逐渐下降，进行性加重，故而来诊。症见：表情淡漠，计算力、定向力、近期记忆力均明显减退，纳可，眠差，二便调，舌质淡暗，苔白、中后黄，舌下脉络瘀滞，脉沉弦。中医诊断：痴呆。

辨证：痰瘀阻滞，肾精不足。

治法：化瘀消痰，益肾填精。

方药：自拟和中宁志汤加减。

处方：陈皮10 g，半夏10 g，茯苓30 g，炒莱菔子15 g，石菖蒲15 g，远志10 g，郁金15 g，僵蚕10 g，丹参30 g，桃仁12 g，红花20 g，川芎10 g，当归20 g，焦三仙各15 g，炒鸡内金15 g，甘草10 g。15剂，日1剂，水煎取汁500 mL，分2次服。

二诊（2013年12月27日）：服上药后，舌苔稍退，饮食有增加，肢体活动较前灵活。化瘀消痰之法初见成效。守上方，加蔓荆子10 g、菊花10 g，以助清利头目。30剂。

三诊（2014年5月7日）：患者间断服药5个月，反应明显较前灵敏，记忆力也有所改善，纳食可，舌苔薄白，舌下脉络略瘀滞。遂调方以益肾填精为主，佐以祛瘀消痰。方用桃红四物汤加减。

处方：熟地黄15 g，枸杞子15 g，山茱萸15 g，肉苁蓉15 g，何首乌15 g，当归15 g，石菖蒲15 g，远志10 g，桃仁10 g，红花20 g，丹参30 g，焦三仙各15 g，甘草10 g，生姜3片，大枣5枚。15剂。

以上方随症加减治疗5个月，患者记忆力逐渐恢复，反应趋于灵敏，活动灵便。嘱其畅情志，慎饮食，适度锻炼，定期体检，谨防复发。

　　按：痴呆的病机多为情志不遂，五志内伤；痰瘀阻络，清气不升；心血不足，肾精衰少。根据患者病史、临床表现结合舌脉，考虑本案系精亏痰阻之老年痴呆病。肝肾不足，虚火炼津灼痰，痰滞碍血，终致痰瘀互阻。故治疗上首先和中化痰，以资化源。方选李老自拟和中宁志汤加减，使中焦健运，痰源乏竭，血行流畅，而元神得养。然后以化痰祛瘀、疏通经络之法，方用桃红四物汤加减。痰瘀去，脉络通，则痴呆症渐愈。最后补肾益髓，增进智能。补的同时，仍兼顾化瘀消痰，消补兼施，以奏扶正祛邪之功。

　　和中宁志汤为李老保和丸化裁方之一，由保和丸加远志、石菖蒲、龙骨、牡蛎组成，功能和中化痰、开窍宁志。李老用此法分步治疗老年痴呆病，常获良效。

第七节　痫　病

一、痰火上扰证

张某，男，15岁，2013年5月26日初诊。

主诉：发作性抽搐、口吐白沫6年。患者有癫痫病史6年，发无定时，数天至半月发作1次，甚则昼夜发病1~2次，发病时突然昏仆，口中如羊叫声，抽搐吐沫，息粗痰鸣，目睛上视，牙关紧闭，每次发作2~3分钟，渐醒如常人，仅感倦怠乏力，口苦咽干，便秘溲黄，脉滑数，舌质红，苔黄腻。中医诊断：痫病。西医诊断：癫痫。

辨证：痰火上扰，蒙蔽心神。

治法：豁痰下气，熄风镇痉。

处方：煅青礞石24 g，海浮石20 g，生熟牵牛子各10 g，焦神曲12 g，半夏12 g，胆南星10 g，全蝎12 g，蜈蚣2条，郁金12 g。14剂，日1剂，水煎取汁500 mL,分2次服。

二诊(2013年6月9日):服药期间,仅发病1次,且症状轻微。上方加量后制成"痫饼"(煅青礞石40 g,海浮石24 g,生熟牵牛子各40 g,焦神曲20 g,半夏20 g,胆南星20 g,全蝎40 g,蜈蚣20条,郁金60 g,烘干后研末,加白面1 kg,烙成21张薄饼,每晨食1个),续服3个月。

三诊(2013年9月10日):服药后3个月内仅发病1次,同时逐渐减量停服苯妥英钠。后又服验方"痫饼"约半年,未发病,停药观察。随访一切正常。

按:癫痫是慢性反复发作性短暂脑功能失调综合征,以脑神经元异常放电引起反复痫性发作为特征。李老认为,痫病源于痰、火、积、瘀、虫、惊,而尤以痰邪作祟最为重要。《医学纲目·癫痫》说:"癫痫者,痰邪逆上也。"故有"无痰不作痫"之说。痰浊聚散无常,故致痫发无定时。痫病之作,因痰伏、气逆、风动所致,故痰消、气顺、风熄则发作自止。治疗本病当以下气消痰、熄风清热为要。本方煅青礞石下气消痰、平肝镇惊为君。海浮石与青礞石相须为用,可增清肺化痰之力;半夏、胆南星燥湿化痰、清热熄风,共为臣药。蜈蚣熄风止痉,郁金"凉心热,散肝郁",行气活血,共为佐药。生熟牵牛子导泻下行,荡涤痰浊,使从肠腑下泻,以宣通清窍;神曲入脾、胃经,善消食和胃而化痰浊,重用之既可疏解生痰之源,又兼顾护胃气,为使。诸药相伍,起到豁痰下气、熄风镇痉之功。

李老认为,在痫病发作缓解后,应坚持标本并治,守法守方,持之以恒,方能避免或减少发作。故二诊、三诊中,在原方基础上稍作调整,改为"痫饼"服用,方便且可取长效。

二、风火相煽,瘀阻脉络证

贾某,男,64岁,2013年8月4日初诊。

主诉:发作性左侧肢体抽搐6年。患者6年前脑梗死后出现左侧肢体不自主抽搐,持续数分钟至半小时,数日1次,面赤身热,眩晕,大便秘结，舌质暗红，苔黄，脉弦滑。中医诊断：痫病。

辨证：风火相煽，瘀阻脉络。

治法：平肝潜阳，清热熄风，佐以活血通络。

方药：风引汤化裁。

处方：生石膏24 g，寒水石20 g，紫石英20 g，赤石脂18 g，滑石粉15 g，桂枝6 g，大黄10 g，干姜6 g，生龙骨24 g，生牡蛎24 g，丹参20 g，天麻12 g，全蝎15 g，地龙20 g，甘草6 g。15剂，日1剂，水煎取汁500 mL，分2次服。

二诊（2013年8月20日）：服上药后未发病。停汤剂，将上方按比例研末装胶囊，6粒/次，3次/日，续服3个月，服药期间仅发作1次，程度轻微。后随访1年未见异常。

按：中医认为痫病主要是风、痰为患，风主动摇，故抽搐，痰迷心窍而神昏。癫痫的产生是因为机体气血不和，血不和则肝失养，容易内动生风，气不和则上逆化火、炼液成痰，容易形成痰火相搏、密闭孔窍，痰可化热、热盛化火、火极生风。李老认为该患者系风火亢盛，上犯脑窍而致，乃风火相煽、瘀阻脉络之证，治以重镇潜阳、清热泻火，佐以涤痰定痫之法。方以《金匮要略》中风引汤加减。方中生龙骨、生牡蛎、赤石脂、紫石英重镇以潜肝阳之亢；生石膏、寒水石、滑石粉咸寒以泻火；大黄一药，苦寒泻下，使热盛风动得以平熄；反佐干姜、桂枝之温以制诸石之咸寒；地龙、全蝎熄风止痉通络；丹参活血凉血祛瘀；天麻平肝熄风；甘草调和诸药。诸药配伍，共达清热泻火、涤痰定痫之功。痫病缓解期重在标本兼治，故二诊中原方改为研末装胶囊服用，以求长效。

第八节　耳　鸣

一、脾肾不足，痰瘀互阻证

张某，男，35岁，教师，2013年8月18日初诊。

主诉：耳中蝉鸣10年余。10年来耳中如有蝉鸣，听力减退，腰部酸痛，肢体畏寒，乏力，小便频数，饱食后胃胀，不能进食生冷，饮食量少，大便稀，怕冷，手脚冰凉，浑身发冷，经多方治疗不效，前来就诊。舌质暗，舌体胖，舌苔白、微黄多津，脉沉弦。中医诊断：耳鸣。

辨证：脾肾不足，痰瘀互阻。

治法：和中化痰，温补脾肾。

方药：保和丸合肾气丸加减。

处方：陈皮10 g，半夏10 g，炒莱菔子10 g，焦山楂15 g，焦神曲12 g，连翘10 g，茯苓20 g，熟地黄20 g，牡丹皮15 g，泽泻20 g，山药15 g，山茱萸20 g，肉苁蓉15 g，巴戟天20 g，白术10 g，甘草10 g，生姜3片，大枣5枚。20剂，日1剂，水煎取汁500 mL，分2次服。

二诊（2013年9月15日）：服上药后，耳鸣改善，乏力有好转，纳食增加，睡眠转佳，大便不成形，小便正常，舌体略大，苔白，脉沉弦。守上方，加枸杞子20 g、五味子15 g、菟丝子20 g。20剂。

三诊（2013年10月12日）：服上方后，耳鸣基本消失，腰部酸痛减轻，走路较前有力，怕冷减轻，睡眠时醒，大便不成形，小便正常，舌质暗，舌体大，苔白，脉沉无力。首诊方中去白术，加水蛭6 g、蝉蜕10 g、延胡索20 g、鸡血藤20 g、葛根20 g、丹参20 g、怀牛膝20 g、野菊花15 g。10剂。

按：本案所患系脾肾不足、痰瘀互阻之耳鸣。患者饱食后胃胀、不能进食生冷、饮食量少、大便稀、舌质暗、舌体胖、苔白微黄多津、脉沉弦，此乃脾阳虚、脾虚湿困、痰瘀互阻之象。故治疗以保和丸化裁，化痰健脾和胃，从根源上杜绝生痰之源。中医认为耳为肾之窍，为肾所主，患者耳中蝉鸣、听力减退，伴腰部酸痛，多与肾虚有关。肢体畏寒、乏力、怕冷、手脚冰凉、浑身发冷、小便频数，是肾阳虚的表现，当用肾气丸以温补肾阳。李老将肾气丸中的桂枝和制附子易为肉苁蓉和巴戟天，一是认为患者肾气虚服药时间往往较长，而附子有毒，不利于汤药久服，肾气丸丸剂力量不够；二是肉苁蓉和巴戟天均可补肾助阳，安全可靠，不失肾气丸组方之义。保和丸、肾气丸合用，先天与后天共调，则脾肾共健。二诊症状改善，守方，加用枸杞子、五味子、菟丝子以补益肾脏。

二、肝肾不足，湿浊蕴结证

谭某，男，51岁，2013年12月2日初诊。

主诉：耳鸣4年余，加重5天。4年前过劳后出现耳鸣，耳鸣如蝉，曾服李老方药近2年，声音明显减小。5天前因事务繁多，耳鸣日渐加重，故来就诊。症见：精神不佳，眼周色黑，纳可，口干，口苦，眠差，小便调，大便1~2次/日，质可，舌质淡，舌体胖，有齿痕，苔薄白，脉弦滑。中医诊断：耳鸣。

辨证：肝肾不足，中焦失和，湿浊蕴结。

治法：补肝肾，和中焦，化湿浊，通经络。

方药：六味地黄丸加减。

处方：生地黄10 g，熟地黄10 g，炒山药30 g，牡丹皮20 g，茯苓30 g，猪苓20 g，泽泻20 g，山茱萸20 g，石菖蒲15 g，菟丝子20 g，生白术15 g，苍术12 g，生薏苡仁30 g，蔓荆子20 g，陈皮12 g，姜半夏10 g，炒莱菔子10 g，焦山楂15 g，焦神曲15 g，连翘10 g，怀牛膝15 g，甘草10 g，生姜3片，大枣5枚。15剂，日1剂，水煎取汁500 mL，分2次服。

二诊（2013年12月23日）：服药后未发病。停汤剂，将上方按比例研末装胶囊，6粒/次，3次/日，续服2个月，后随访1年未见异常。

按：本案患者年过半百，脏腑功能渐衰，肾虚则水泛为痰，脾虚则湿盛生痰，痰湿内盛，故见舌体胖大、有齿痕。患者情志不遂，肝火引动肝风，挟痰湿浊阴之邪上犯于耳，故见耳鸣。由此可见，此病脾肾两虚为其本，风痰湿邪为其标。方中白术、苍术、茯苓健脾利湿；本病病位在耳，而根在肾，因耳为肾所主，故更当益肾，此乃治本之道，故以熟地黄、山茱萸补肾化水；半夏、石菖蒲、炒莱菔子、泽泻化痰湿之邪，其中半夏又善和胃止呕，石菖蒲又善开窍聪耳，炒莱菔子又善消痰理气，泽泻又善降浊，并使邪出有路，皆为一药多用；蔓荆子清利头目，善治眩晕耳鸣，其质轻，性升浮，借其升浮之性，助药力功专于上。全方攻补兼施，标本兼治，用药恰当，故效果显著。李老认为，此乃肝肾不足之虚证耳鸣，治疗时万不可求之过急，当标本兼治，故二诊中停汤药，改为原方研末装胶囊，以求长效。

三、脾胃虚弱证

徐某，女，30岁，2013年12月6日初诊。

主诉：耳鸣2年余。2年前不明原因出现耳鸣如蝉，偶头晕，面色不华、色斑多，工作压力较大，怕冷、手脚冰冷，纳呆，眠差，小便调，大便不成形，1次/日，舌质红，有齿痕，苔薄黄，脉弦滑数。中医诊断：①耳鸣；②不寐。

辨证：脾胃虚弱，清阳不升。

治法：健脾益胃，益气养血。

方药：生脉散合保和丸加减。

处方：太子参20 g，麦冬15 g，五味子15 g，陈皮15 g，半夏12 g，茯苓30 g，炒莱菔子12 g，焦麦芽15 g，焦神曲15 g，连翘10 g，桂枝6 g，干姜6 g，黄芪20 g，木香12 g，何首乌15 g，炒白术15 g，甘草10 g，生姜3片，大枣5枚。20剂，日1剂，水煎取汁500 mL，分2次服。

二诊（2013年12月30日）：服药后手足冷明显改善，仍有多梦易醒、耳鸣，月经量少、有血块，苔薄白，脉细数。守上方，加吴茱萸3 g、山茱萸20 g、乌药15 g、酸枣仁20 g。20剂。

三诊（2014年1月24日）：服药后怕冷改善，耳鸣减轻，本次行经色质正常、无血块，舌苔少、薄白，脉弦细数。方药如前，再进20剂。

按：中医认为，日常饮食所摄入的营养都要通过脾胃的运化、生成气血后输布于人体四肢而维持其正常的生理活动。本案患者胃口不佳、大便偏稀是脾胃虚弱的直接表现，因而出现面色不华的气血不足症状；同样，耳窍没能得到足够的滋养，且脾胃输布功能失调，以致清气不升，浊气不降，伴有头晕的同时耳窍闭塞，最终导致耳鸣的发生。治疗上，主要以健脾养胃、益气养血为主，方用生脉散合保和丸加减。二诊时患者手足冷症状有改善，仍有多梦易醒、耳鸣，月经量少、有血块，故在原方基础上加用吴茱萸温中焦脾胃，山茱萸补益肝肾，乌药温肾散寒，酸枣仁养血安神。患者服用一段时间后，随访诸症状皆好转。

四、阴虚阳亢证

李某，男，42岁，2013年12月25日初诊。

主诉：耳鸣、盗汗1年余。患者1年前开始出现耳鸣如蝉、盗汗、脱发，左侧膝关节、腰部酸困不适。症见：耳鸣如蝉，急躁易怒，偶视物昏花，咳嗽咯痰，量少，色黄，纳眠可，二便调，舌质红，舌体大，有齿痕，苔黄腻，脉沉弦。中医诊断：①耳鸣；②盗汗。

辨证：阴虚阳亢。

治法：滋阴潜阳，清热平肝。

方药：麦味地黄丸加减。

处方：太子参30 g，麦冬15 g，五味子18 g，煅龙骨20 g（先煎），煅牡蛎20 g（先煎），陈皮12 g，半夏10 g，茯苓30 g，炒莱菔子10 g，焦麦芽15 g，焦神曲15 g，枸杞子20 g，山茱萸20 g，菟丝子20 g，肉苁蓉20 g，杜仲20 g，连翘12 g，桑寄生20 g，续断20 g，鹿角胶粉3 g（兑服），川楝子12 g，甘草10 g，生姜3片，大枣5枚。日1剂，水煎取汁500 mL，分2次服。

　　服药20剂，患者告愈。嘱其畅情志，注重调摄。随访2年未见复发。

　　按：李老认为耳为肾之窍，为肾所主，又是人体宗脉汇集之处，唯肾气充足才能"耳目聪明"。该患者耳鸣如蝉、盗汗、脱发、腰膝酸困，此乃肾阴不足、阴虚阳亢之象。临床上所见，中老年患者多有肾气亏虚的症状，耳窍失于滋养，就容易导致耳鸣的发生。肝在五行中属木，肝气舒畅条达，才能发挥其正常的生理作用。如果长时间情绪不佳，心情抑郁，气郁不舒，也可诱发耳鸣。本方以麦味地黄丸加减，治疗肝肾阴虚火旺引起的耳鸣、盗汗，切中病机，故收良效。

第二章　肺系病案

第一节　咳　嗽

一、肺阴亏虚证

石某，女，29岁，2013年8月3日初诊。

主诉：咳嗽、咯痰3天。患者3天前受凉后出现咳嗽，咯少量白痰，气短，体倦乏力，口苦，口中异味，口腔溃疡，腰部僵硬，背部常感觉有凉气钻入，夜里较重，月经量少，纳眠可，二便调，舌质暗，苔黄腻，舌体胖大，脉沉细无力。平素易自汗、易感冒，2年前生育后反复出现口腔溃疡。中医诊断：①咳嗽；②口糜。

辨证：肺阴亏虚。

治法：健脾化痰，滋养肺阴。

方药：保和丸合桑杏汤加减。

处方：桑白皮20 g，杏仁10 g，黄芩15 g，川贝母10 g，当归15 g，半夏10 g，陈皮12 g，茯苓30 g，炒莱菔子12 g，焦山楂15 g，焦神曲12 g，连翘12 g，炒鸡内金20 g，焦麦芽20 g，甘草10 g，太子参20 g，黄芪20 g，生姜3片，大枣5枚。7剂，日1剂，水煎取汁500 mL，分2次服。

二诊（2013年8月10日）：患者服药后，口腔溃疡痊愈，咳嗽消失，感冒痊愈，腰部酸困，纳眠可，二便调，月经正常，舌体大，舌苔黄，脉细数。曾易牙龈出血，服中药后症状消失。守上方，加桑寄生20 g、炒杜仲20 g、续断20 g。7剂。

按：中医认为咳嗽是由六淫外邪侵袭肺系，或脏腑功能失调，内伤及肺，肺气不清，失于宣肃所致，临床以咳嗽、咯痰为主要表现。《灵枢·口问》说："谷入于胃，胃气上注于肺。"肺得后天滋养培补，正旺则邪衰而病渐康复。肺为娇脏，为五脏六腑之华盖，与天气相通，主一身之表，因此，也易受外邪侵袭，邪入于肺最易化热生痰，单用清肺化痰之品亦有效果，但病家往往伴有纳差运滞；"脾胃为生痰之源，肺为贮痰之器"，脾胃健则痰源乏竭，肺得肃则宣降复常，化源一开，饮食增进，娇脏得养，则正旺邪却，肺金清肃。故用保和丸合桑杏汤之桑白皮、杏仁，加黄芩、川贝母、当归，健脾和胃，清化痰热，肃肺止咳，以太子参、黄芪益气养阴。二诊，症状明显好转，仍有腰部酸困，为肾虚之象，加用桑寄生、炒杜仲、续断以补益肾脏。

二、痰热壅肺证

案例1

底某，男，11岁，学生，2013年8月21日初诊。

主诉：咳嗽、咳痰3个月余。患者3个月前感冒后出现鼻塞，打喷嚏，咳嗽、咯痰，不发热，经常规感冒治疗后，症状减轻，故前来中药调理。现症见：咳嗽、咯痰，痰量多、色黄、质黏，平素怕热，汗多，前胸心尖区不适，眼眶周围发黑，偶有头晕，纳差，大便2～3日一行，时干时稀，舌质暗，苔少，脉沉细滑数。中医诊断：咳嗽。

辨证：痰热壅肺。

治法：健脾清热化痰。

方药：保和丸合桑杏汤加减。

处方：桑白皮15 g，杏仁10 g，黄芩10 g，川贝母10 g，当归15 g，陈皮10 g，半夏10 g，茯苓20 g，炒莱菔子10 g，焦山楂10 g，焦神曲12 g，连翘10 g，桔梗15 g，射干12 g，炙紫菀20 g，款冬花20 g，甘草10 g，生姜3片，大枣5枚，炒鸡内金20 g。3剂，日1剂，水煎取汁500 mL，分2次服。

按：《素问病机气宜保命集》云："咳谓无痰而有声，肺气伤而不清也；嗽是无声而有痰，脾湿动而为痰也。咳嗽谓有痰而有声，盖因伤于肺气动于脾湿，咳而为嗽也。"本证多因外邪犯肺，郁而化热，热伤肺津，炼液成痰所致，此乃痰热壅肺之证。脾虚生痰，痰热相搏，壅结于内。该病以保和丸合桑杏汤加减，主旨在和中健脾以祛生痰之源，肃肺清热以达止咳之功，同时加用炙紫菀、款冬花温润除痰，下气止咳。脾土得运，肺气得宣，闭塞得开，则痰自消而气自下。

案例2

王某，女，63岁，退休干部，2013年10月5日初诊。

主诉：咳嗽、咳痰1年余。患者咳嗽1年余，有黄稀痰，易情绪激动，饮食减少，睡眠可，二便调，舌质红，苔黄厚腻，舌体瘦小，脉沉细。平素易心慌、气短。中医诊断：咳嗽。西医诊断：老年性肺炎。

辨证：痰浊化热，肺气膹郁。

治法：和中化痰，宣肺平喘，补气益阴。

方药：自拟培土生金汤合生脉散加减。

处方：茯苓20 g，桑白皮20 g，黄芩12 g，杏仁10 g，炒莱菔子10 g，焦山楂15 g，陈皮12 g，川贝母10 g，当归15 g，五味子15 g，半夏10 g，焦神曲12 g，连翘10 g，太子参20 g，麦冬15 g，桔梗15 g，丹参20 g，甘草10 g，生姜3片，大枣5枚。14剂，日1剂，水煎取汁500 mL，分2次服。

二诊（2013年10月29日）：服上方后，咳嗽、心慌明显减轻，痰液减少，食欲增加，眠佳，仍有气短，舌质红，舌体瘦，苔黄腻，脉沉缓。守上方，加炙紫菀20 g、炙款冬花20 g。7剂。

三诊（2013年11月10日）：诸症基本消失，偶有咳嗽，痰少色白，气短，余无不适，痊愈。

按：咳嗽与肺、脾两脏关系密切。肺属金，主气，司呼吸，所以肺的病变，以肺气上逆为主，肺气上逆则为喘咳。其病机有：感受外邪，肺气失宣；痰浊阻滞，肺气肃降失职所致；宗气鼓动无力，肺气虚弱，宣肃失常。宗气居胸中，贯心脉而行气血，宗气不足则可引起心慌。宗气的形成离不开脾胃化生的水谷精微，故脾胃病变既影响到肺又影响到心。李老宗周慎斋"诸病不愈，必寻到脾胃之中，方无一失"之旨，统筹全局，抓住病机关键，从脾胃入手，脾运则能输布阳气，运化精微，灌溉四旁，化痰祛瘀，疏利水湿，俾气血煦濡，五脏得养，方能扭转颓势，权衡以平。方用李老自拟培土生金汤以健脾和中、肃肺化痰。该方由保和丸合桑杏汤化裁而来（方药组成见"附录"），保和丸健运脾胃以资化源，则土旺金生，桑白皮与黄芩合用以清热泻肺化痰，杏仁宣肺止咳，川贝母清热化痰，当归养血活血通络。肺得脾土滋养则正旺邪衰而病去。合生脉散以补气益阴，兼顾心气阴两虚所致的心慌、气短；加桔梗、甘草相配以宣肺利咽，清热解毒。诸药合用，完整地体现了李老培土生金的学术思想。二诊，咳嗽症状明显减轻，但有气短之症，加用炙紫菀、炙款冬花，以润肺止咳下气。

案例3

张某，男，40岁，已婚，2013年10月8日初诊。

主诉：咳嗽、咯痰5个月余。患者近5个月来咳嗽咯痰，晨起咯痰较多，咽喉不利，咯白黏痰，有泡沫，咽痒欲咳，头晕，头重如裹，急躁易怒，纳差，易呃逆，胃脘胀满，下午较重，眠佳，二便调，舌质暗红，边有齿痕，苔黄白厚腻，脉沉弦有力。有吸烟史10年。中医诊断：咳嗽。西医诊断：肺炎。

辨证：痰浊化热，肺气郁闭。

治法：和中化痰，宣肺平喘，止咳化痰。

方药：自拟培土生金汤合桔梗汤加减。

处方：陈皮12 g，半夏10 g，茯苓20 g，炒莱菔子10 g，焦山楂15 g，焦神曲12 g，连翘12 g，桑白皮20 g，杏仁10 g，黄芩15 g，川贝母10 g，当归10 g，炙枇杷叶20 g（包煎），炙马兜铃10 g，桔梗12 g，甘草10 g，生姜3片，大枣5枚。20剂，日1剂，水煎取汁500 mL，分2次服。

二诊（2013年10月29日）：服上方后，咳嗽明显减轻，痰量减少，头晕、头重减轻，食欲渐增，左前胸部闷痛2天。舌质淡红，舌体瘦，舌苔黄腻，脉弦滑。

处方：陈皮12 g，半夏12 g，茯苓30 g，炒莱菔子12 g，焦山楂15 g，焦神曲12 g，连翘12 g，桑白皮20 g，杏仁10 g，黄芩15 g，川贝母10 g，当归15 g，炙枇杷叶20 g（包煎），太子参20 g，麦冬15 g，五味子15 g，甘草10 g，生姜3片，大枣5枚。20剂。

三诊（2013年11月25日）：胸部闷痛消失，偶有咳嗽无痰，余无不适，痊愈。

按：患者咯痰较多，咽喉不利，咯白黏痰，头晕，头重如裹，舌质暗红，边有齿痕，苔黄白厚腻，脉沉弦有力，是由脾虚失运，痰浊内生所导致，此乃痰浊化热、肺气郁闭之证。方用李老自拟培土生金汤（方药组成见"附录"）兼顾脾、肺二脏，以健脾和中、肃肺化痰，加炙枇杷叶、炙马兜铃以增清热化痰之效，桔梗、甘草相配以宣肺利咽、清热解毒排脓。二诊患者左前胸部闷痛，由心气阴两虚所致，故合生脉散以补气益阴。

三、痰热郁肺，瘀血内阻证

周某，男，60岁，2013年9月23日初诊。

主诉：咳嗽、咯痰、气短4天。患者平素易感冒，4天前受凉后出现咳嗽、咯痰、气短，胸部X线片示右肺感染，经当地诊所输液3天无效，故来诊。症见：面色苍白少华，咳嗽，痰多黏稠，咯吐不爽，气短，乏力，纳差，小便微黄，大便3日未解，舌质紫暗，苔腻微黄，脉浮滑。听诊右肺可闻及湿啰音。中医诊断：咳嗽。

辨证：痰浊内蕴，瘀血内阻，外邪入里化热。

治法：调中化痰，活血清热。

方药：保和丸加减。

处方：山楂12 g，神曲12 g，陈皮12 g，半夏12 g，茯苓30 g，炒莱菔子15 g，连翘12 g，丹参30 g，地龙12 g，当归15 g，僵蚕12 g，桑白皮20 g，杏仁12 g，黄芩12 g。3剂，日1剂，水煎取汁500 mL，分2次服。

二诊（2013年9月27日）：诸症大为好转，咳减，痰易咯，食纳转佳，大便通畅，精神改善。守上方，加川贝母10 g。继续服7剂，诸症消除。复查胸部X线片正常。

按：李老认为该患者系痰浊中阻于内，素有瘀证（从舌象可示），外邪入里化热而致，老年性肺炎患者每多以脾胃症状为首发，提示医者应从此病机入手，而且老年患者多伴瘀象，《医林改错》明确指出，"元气既虚，必不能达于血管，血管无气，必停留而瘀"，临证不可忽视。且"脾为生痰之源，肺为贮痰之器"，故其病本在脾，病标在肺。方以保和丸变化，用意深刻。细究保和丸诸药，或能消食化痰，或能调中化痰，或能健脾化痰，或能调气化痰，或能下气消痰，或能清热化痰，以此再伍丹参、地龙、当归、僵蚕以活血，配桑白皮、杏仁、黄芩以清热止咳，宣上通下，标本同治，肺气清肃之能得复，故病得愈。

四、肺脾气虚，痰热阻肺证

张某，男，72岁，2013年12月9日初诊。

主诉：咳嗽、咯痰1个月余。患者1个月前偶感风寒出现咳嗽、发热，于某院综合治疗10天后体温降至正常，但仍时有咳嗽且阵发性加重，咯痰色黄，略气喘，药物治疗欠佳，故来诊。症见：精神欠佳，咳嗽，咯痰，痰黏难咯、略黄，胸闷，见风及夜间时有咳嗽连声，难以自止，面色萎黄，形体消瘦，不欲饮食，食后腹胀，四肢乏力，夜寐欠佳，二便可，舌质暗红，苔厚腻略黄，脉沉滑。听诊双肺可闻及哮鸣音，双下肺可闻及少量湿啰音。有吸烟史40年余，已戒半年，慢性支气管炎病史10余年，每年冬季均发作。中医诊断：咳嗽。

辨证：肺脾气虚，痰热阻肺。

治法：和中健脾，清热化痰。

方药：保和丸加减。

处方：陈皮12 g，半夏10 g，茯苓25 g，莱菔子10 g，焦山楂12 g，焦神曲12 g，连翘10 g，桑白皮20 g，杏仁10 g，川贝母10 g，黄芩10 g，桔梗10 g，甘草10 g。7剂，日1剂，水煎取汁500 mL，分2次服。

二诊（2013年12月16日）：咳嗽、咯痰明显好转，胸闷、乏力、气喘亦较前减轻，但仍喉痒，偶有阵发性咳嗽，睡眠较前好转，舌质暗、苔白厚略黄，脉沉缓。听诊双肺偶可闻及哮鸣音，右下肺可闻及少量湿啰音。守上方，加炙紫菀20 g。继用15剂，诸症消失，未见咳嗽、咯痰、气喘，乏力消失。听诊双肺未闻及哮鸣音及湿啰音，肺部CT示双肺纹理略增粗。

按：由于老年人机体免疫功能不足，脏器功能衰退，老年肺炎在临床上往往出现治疗时间长、并发症多、病情易复发的特点，其病机较为复杂。咳嗽的发生与脾胃关系最为密切，因"脾胃为生痰之源，肺为贮痰之器"，脾失健运，则痰饮内停，上逆犯肺，又因肺为娇脏，为五脏六腑之华盖，与天气相通，主一身之表，因此易受外邪侵袭，邪入于肺最易化热生痰，以致肺失宣降，日久则化热耗气生痰，发为气虚痰热型咳嗽，此时单用清热化痰之品亦有效果，但难以持久。李老给予保和丸加减以和中健脾，促进脾胃运化，脾胃健则痰源乏竭，再酌加清热化痰之药，使肺得肃则宣降复常。化源一开，饮食增进，娇脏得养，则正旺邪却，肺金清肃，诸症自愈。

五、脾肺气虚证

张某，女，27岁，2014年11月14日初诊。反复感冒1年余。患者1年多来反复感冒，发热、咳嗽、流涕、打喷嚏。近20天来发热、头晕、恶心、怕冷，面部痤疮，纳眠差，入睡困难，多梦易醒，乏力，小便可，大便2～3日一行，时有便秘，月经量少、色暗、有血块，舌质暗红、苔黄，脉沉细无力。中医诊断：①咳嗽；②不寐；③虚劳。西医诊断：上呼吸道感染。

辨证：脾肺气虚。

治法：健脾和胃，益气养血。

方药：玉屏风散、生脉散合保和丸加减。

处方：黄芪15 g，白术12 g，防风10 g，太子参20 g，麦冬15 g，五味子15 g，陈皮15 g，半夏12 g，竹茹15 g，茯苓30 g，炒莱菔子10 g，焦山楂15 g，焦神曲15 g，连翘15 g，桑白皮20 g，杏仁10 g，黄芩15 g，茜草20 g，白芷15 g，薄荷15 g（后下），川贝母10 g，紫苏15 g，甘草10 g。7剂，日1剂，水煎取汁500 mL，分2次服。

同时口服中成药参琥胶囊（院内制剂）3瓶，6粒/次，3次/日。

二诊（2014年12月1日）：患者服药后感冒好转，已无咳嗽、发热，怕冷好转，偶有头晕，月经量较前稍多、色暗、有血块，经期腹痛，小腹坠胀，舌脉同前。予以调整药物。

处方：黄芪15 g，白术15 g，防风10 g，太子参20 g，麦冬15 g，五味子15 g，天竺黄10 g，胆南星6 g，陈皮15 g，半夏12 g，竹茹15 g，茯苓30 g，炒莱菔子12 g，焦山楂20 g，焦神曲15 g，连翘12 g，茜草20 g，薄荷15 g（后下），黄芩15 g，佩兰15 g，丹参20 g，赤芍20 g，葛根20 g，甘草10 g。7剂。

按：患者平素体虚，卫外不固，感受外邪后，长期反复不愈，近20天来出现发热、咳嗽、流涕、打喷嚏，并伴有头晕、恶心，纳眠差，入睡困难，多梦易醒，乏力，又因患者长期反复感冒，平素怕冷，脉沉细无力，当辨为本虚标实之证。治当以疏风散热、止咳化痰为主，佐以益气养阴、健脾运湿。方中以白芷、防风、紫苏疏风解表，以连翘、黄芩、桑白皮、杏仁、川贝母、陈皮、半夏、茯苓等药清热化痰，以黄芪、白术、防风、太子参、麦冬、五味子等药扶正固表，佐以茜草活血调经。二诊加天竺黄、胆南星以增强化痰之功。诸药并用，祛邪兼以扶正，标本兼治，故疗效显著。

治疗外感表现为肺卫不和者，并见正虚症状时，不可过用辛散之品。单纯祛邪，强发其汗，则易伤正气，当扶正达邪，在疏散药中酌加补正之品。

第二节　喘　证

一、脾肺气虚，痰浊上犯证

案例1

张某，女，60岁，2012年12月23日初诊。

主诉：胸闷气短、咳嗽咯痰10年余，加重伴双下肢水肿3年余。10年前患者感受风寒后出现胸闷气短、咳嗽咯痰，间断治疗，效果不佳，3年前再次因感受风寒后出现咳嗽喘促，不能平卧，双下肢水肿，小便量少，在当地治疗被诊断为慢性阻塞性肺疾病。近1个月患者因感冒后咳嗽、咯痰，胸闷不能平卧，夜间常憋醒，双下肢水肿，面色紫暗，口唇发绀，舌质暗，苔白腻，脉弦滑。查体：颈静脉怒张，桶状胸，双肺底可闻及湿啰音。中医诊断：①喘证；②水肿。西医诊断：慢性阻塞性肺疾病。

辨证：脾肺气虚，痰浊不化，上犯于肺，肺失宣降。

治法：健脾化痰，泻肺利水。

方药：保和丸加减。

处方：半夏10 g，陈皮12 g，茯苓30 g，炒莱菔子12 g，焦山楂15 g，焦神曲12 g，连翘12 g，炒鸡内金20 g，焦麦芽20 g，人参20 g，黄芪20 g，白术20 g，甘草10 g，葶苈子20 g，车前子30 g（包煎），泽泻30 g，淫羊藿10 g，巴戟天15 g。20剂，日1剂，水煎取汁500 mL，分2次服。

二诊（2013年1月13日）：服药后，患者精神状态明显好转，胸闷、水肿基本消失。守上方，加桃仁20 g、当归20 g、丹参20 g。间断服用，每月10～15剂，连续3年，至今未发。

按：喘即气喘、喘息，是以呼吸困难，甚则张口抬肩，鼻翼煽动，不能平卧等为主要临床特征的一种病证。严重者可由喘致脱，出现喘脱之危重症候。本证由脾肺气虚，痰浊不化，上犯于肺，肺失宣降所致。故治以健脾化痰、泻肺利水为主。"脾胃为生痰之源，肺为贮痰之器"，脾胃为后天之本，气血生化之源，益气健脾，培土生金，肺气旺盛，肺主气司呼吸功能才能正常，故用保和丸加黄芪、白术、人参以益气健脾和胃，杜绝痰湿之源；急则治其标，酌加葶苈子、车前子、泽泻以泻肺利水平喘，维持肺的正常宣发与肃降；加用淫羊藿、巴戟天者，取金水相生之义也；心主血脉，肺朝百脉，痰浊阻滞，肺失宣肃，日久气血郁滞，心脉瘀阻，故治疗本病应当兼用活血化瘀药，只有气血调畅，肺才能正常宣发与肃降，心主血脉功能才能正常，故二诊方中应用桃仁、当归、丹参活血化瘀，改善心肺循环。全方共奏益气健脾化痰、泻肺利水平喘之效。患者长期坚持服用，使得多年顽疾渐趋痊愈。

案例2

刘某，男，62岁，2013年2月8日初诊。

主诉：胸闷气喘、咳嗽痰多20年，伴双下肢水肿3年。20年前在青海做司机工作，长期旅途感受风寒，出现胸闷气喘、咳嗽吐痰。3年前出现小便量少，双下肢水肿，不能平卧，在当地诊断为慢性阻塞性肺疾病，并发慢性心功能不全。患者近1个月来，因感冒后咳嗽痰多，闷喘不能平卧，夜间常闷醒，双下肢水肿，面色紫暗，口唇发绀，舌质嫩暗，苔白腻，脉弦滑。查体：颈静脉怒张，桶状胸，双肺底可闻及湿啰音。中医诊断：①喘证；②水肿。西医诊断：①慢性阻塞性肺疾病；②慢性心功能不全。

辨证：脾肺气虚，痰浊不化，上犯于肺，肺失宣降。

治法：调理脾胃，化痰平喘。

方药：自拟培土生金汤加减。

处方：桑白皮20 g，炒杏仁10 g，黄芩10 g，川贝母10 g，当归15 g，全瓜蒌15 g，葶苈子20 g，陈皮10 g，半夏10 g，茯苓20 g，炒莱菔子10 g，焦神曲10 g，焦山楂10 g，连翘10 g，焦麦芽20 g，炒鸡内金20 g，葶苈子20 g，车前子30 g（包煎），泽泻30 g，淫羊藿10 g，巴戟天15 g。30剂，日1剂，水煎取汁500 mL，分2次服。

二诊（2013年3月11日）：患者精神状态明显好转，闷喘、水肿基本消失。

处方：黄芪30 g，白术15 g，茯苓30 g，人参10 g，陈皮10 g，半夏10 g，炒莱菔子10 g，焦神曲10 g，焦山楂10 g，连翘10 g，焦麦芽20 g，炒鸡内金20 g，川贝母10 g，桃仁10 g，当归15 g，丹参30 g。

间断服用，每月10～15剂，未再发作。

按：喘病的病因很复杂，外邪侵袭、饮食不当、情志失调、劳欲久病等均可成为喘病的病因，引起肺失宣降，肺气上逆或气无所主，肾失摄纳而致喘病。本案系脾肺气虚，痰浊不化，上犯于肺，肺失宣降所致，治疗上以调理脾胃、化痰平喘为主。脾胃位于中焦，是水液代谢的枢纽，气血生化之源。对于肺心病的治疗，调理脾胃，促进脾胃运化，能从根本上减少痰浊的生成，以绝痰湿之源，保持肺的清肃，促进水液代谢。益气健脾，气血充足，肺、脾、肾等脏腑功能才能从根本上得以恢复和逆转。故用李老自拟培土生金汤（方药组成见"附录"）加减治疗。本案用黄芪、白术、茯苓、人参、陈皮、半夏、炒莱菔子、焦神曲、焦山楂、连翘、焦麦芽、炒鸡内金等健脾益肺治本，复以桑白皮、炒杏仁、黄芩、川贝母、葶苈子、车前子、泽泻等泻肺利水治标，标本兼施，故能使多年顽疾痊愈，可见李老选方用药之巧也。

二、痰热阻肺证

高某，男，74岁，2009年11月22日初诊。

主诉：胸闷气喘10年，双下肢水肿1年，加重1周。10年前外感后出现胸闷气喘，咯吐白色黏痰，给予抗生素、止咳化痰药物治疗后好转，后每年冬天均发作，每次持续1个月余，应用抗生素效果不佳，症状时轻时重。近1年又出现双下肢水肿，小便量少，不能平卧，诊断为慢性肺心病，给予利尿、平喘等药，症状稍缓解。1周前又因外感症状加重，症见：胸闷气喘，咯吐黄白黏痰，不能平卧，双下肢水肿，小便量少，舌质暗红，苔黄白腻，脉滑数。查体：胸廓呈桶状胸，双肺满布干湿啰音，呼吸音弱，心音低钝，肝浊音界下降。中医诊断：①喘证；②水肿。西医诊断：①慢性阻塞性肺疾病；②慢性心功能不全。

辨证：痰热阻肺，水湿内停。

治法：培土生金，泻肺平喘。

方药：自拟培土生金汤加减。

处方：桑白皮20 g，炒杏仁10 g，黄芩10 g，川贝母10 g，当归15 g，全瓜蒌15 g，葶苈子20 g，陈皮10 g，半夏10 g，茯苓20 g，炒莱菔子10 g，神曲10 g，焦山楂10 g，连翘10 g，焦麦芽20 g，炒鸡内金20 g，蒲公英30 g，鱼腥草30 g，金荞麦30 g，海浮石20 g，车前子30 g（包煎）。15剂，日1剂，水煎取汁500 mL，分2次服。

二诊（2009年12月9日）：双下肢水肿消退，闷喘明显减轻。以上方随症加减服用100剂后，症状消失，一般活动不再闷喘。其后患者间断服用中药，每年100剂，连续3年，闷喘、水肿等心衰症状近年未再出现。

按：慢性肺心病多为慢性阻塞性肺疾病日久不愈累及心脏所致，常反复发作，进行性加重，可导致慢性心功能不全及心功能衰竭。对于其病因病机，李老认为肺、脾、肾气虚是本，水液代谢失调、痰湿内停、肺失宣肃是标，整体属本虚标实，对此调理脾胃既可治标又可治本。李老临床常以培土生金法治疗慢性肺心病，即通过治脾胃以达到治肺的目的。培土生金方是李老保和丸化裁系列方之一，由保和丸合桑杏汤化裁而来（方药组成见"附录"），易桑叶为桑白皮以泻肺化痰，加黄芩主清肺热，杏仁宣肺止咳，川贝母清化热痰，当归养血活血以改善心肺循环，保和丸以滋养化源，土旺则金生，《灵枢·口问》说："谷入于胃，胃气上注于肺。"肺得后天滋养培补，正旺则邪衰而病渐康复。

三、气虚痰瘀证

李某，男，73岁，2013年2月20日初诊。

主诉：咳喘1周。患者1周前因外感及劳累过度出现喘咳、胸闷，伴心悸、气急、痰多、脘腹胀满、纳差、腰酸、畏寒肢冷、颜面及双下肢浮肿、口唇紫暗，舌质暗红，苔白腻，脉沉细促。既往有慢性支气管炎、肺气肿、肺心病、冠心病史10年余。中医诊断：①喘证；②咳嗽。西医诊断：①慢性支气管炎；②冠心病；③肺气肿。

辨证：气虚痰瘀。

治法：益气健脾，化痰止咳。

方药：自拟培土生金汤合生脉散加减。

处方：陈皮12 g，半夏10 g，茯苓30 g，炒莱菔子15 g，焦山楂12 g，焦神曲12 g，连翘10 g，红参10 g，麦冬12 g，五味子12 g，桑白皮20 g，杏仁12 g，黄芩10 g，川贝母12 g，猪苓30 g，泽泻20 g。7剂，日1剂，水煎取汁500 mL，分2次服。

二诊（2013年2月27日）：喘咳、心悸明显减轻，腹胀消失，食欲大开，情绪舒畅，腰酸不明显。查双下肢仍有水肿。原方照服，并以赤小豆鲤鱼汤食疗，半月后患者水肿消失，诸症均不明显。

按：患者既往心、肺系统疾病病史多年，综合脉症，李老认为此患者属心、肺、脾、肾俱病，肾元亏于下，痰浊壅阻于上，脾胃运化失职于中，虚实相间，病机复杂，治疗宜从脾胃入手，以保和丸化裁方(培土生金汤)合生脉散加减。培土生金汤由保和丸加桑白皮、杏仁、黄芩、川贝母、当归组成。痰热伤津，口干、舌红少津者，加沙参、麦冬、天花粉；热伤血络，咯血较著者，加牡丹皮、黑栀子、白茅根、三七；水邪上凌心肺，喘悸、胸闷不得卧者，加葶苈子、泽泻、猪苓、车前子、北五加皮。此患者五脏精气俱虚，阴血不足，阳气衰微，因虚而致痰浊瘀血停滞，水湿泛滥，上盛下亏，虚实相间，错综复杂。李老统筹全局，抓住病机关键，从脾胃入手，脾运则能输布阳气，运化精微，灌溉四旁，化痰祛瘀，疏利水湿，俾气血煦濡，五脏得养，方能扭转颓势，权衡以平。二诊，症状明显减轻，守原方，并加用赤小豆鲤鱼汤食疗以健脾益肾，利尿消肿。

四、肺肾亏虚，痰热阻肺证

郭某，男，47岁，2014年7月16日初诊。

主诉：胸闷、气喘10年余，加重3年。患者10年前因剧烈活动出现气喘，呈发作性，近3年进行性加重，平时自服百令胶囊、克之（复方甲氧那明胶囊）等药，效果欠佳，现轻微活动即感憋闷、气喘，纳欠佳，偶干呕，眠可，二便调，舌体大，苔白、中后黄，舌下静脉怒张。中医诊断：喘证。西医诊断：肺气肿。

辨证：肺肾亏虚，痰热阻肺。

治法：补肺益肾，清热化痰。

方药：定喘汤合保和丸加减。

处方：桑白皮18 g，杏仁12 g，黄芩15 g，丹参20 g，桔梗15 g，川贝母12 g，南沙参20 g，北沙参20 g，枳壳15 g，陈皮15 g，姜半夏12 g，竹茹15 g，炒莱菔子12 g，茯苓20 g，炒苏子15 g，焦山楂15 g，焦神曲15 g，连翘12 g，罗汉果1个，炙款冬花15 g，炙紫菀15 g，地龙20 g，太子参20 g，蛤蚧0.5只，甘草10 g，生姜3片，大枣5枚。10剂，日1剂，水煎取汁500 mL，分2次服。

二诊（2014年8月11日）：患者诉服药后胸闷、气喘减轻，出现腹泻，大便1～2次/日，仍有咳嗽、咯白痰，舌质红，苔中黄厚腻，脉沉弦滑。肺部CT示：两肺支气管血管束增多、紊乱，呈网状改变，左肺中叶及右肺前叶出现小斑片状、条索状改变增多，右肺中叶支气管扩张，肺野透亮度增高，两肺下叶可见小泡状透亮区。守上方，加麦冬15 g、五味子15 g，蛤蚧增至1只。20剂。

　　按：喘证的病因很复杂。其辨证首当分清虚实。实喘治肺，以祛邪利气为主。虚喘以培补摄纳为主，或补肺，或健脾，或补肾，阳虚则温补之，阴虚则滋养之。至于虚实夹杂、寒热互见者，又当按具体情况分清主次，权衡标本，辨证选方用药。本案系肺肾亏虚、痰热阻肺之喘证，治之以补肺益肾、清热化痰之法。择方定喘汤合保和丸加减。二诊，胸闷、气喘减轻，仍有咳嗽、咯痰，蛤蚧味咸、性平，归肾、肺经，有益肾补肺、定喘止咳之功，故加重蛤蚧用量，加用麦冬、五味子以滋肺阴。诸药配伍，共奏补肺益肾、清热化痰之效。

第三节　鼻　渊

肺胃蕴热证

　　梁某，女，32岁，2013年10月24日初诊。

　　主诉：鼻塞1个月余。患者1个月前出现鼻塞，右颞侧头闷痛，筛窦部位皮肤紧，有收缩感，咽干，咽痒不适，纳差，眠可，二便调，舌质红，苔薄黄，脉沉弦。中医诊断：鼻渊。西医诊断：鼻窦炎。

　　辨证：肺胃蕴热。

　　治法：和中化痰，清热泻火，行气化瘀。

　　方药：保和丸合五味消毒饮加减。

　　处方：茯苓30 g，炒莱菔子10 g，焦山楂15 g，陈皮10 g，半夏10 g，焦神曲12 g，金银花20 g，蒲公英20 g，紫花地丁20 g，连翘12 g，黄芩15 g，栀子10 g，柴胡10 g，桔梗12 g，青皮20 g，郁金20 g，甘草6 g，生姜3片，大枣5枚。15剂，日1剂，水煎取汁500 mL，分2次服。

　　二诊（2013年11月10日）：服上方后鼻塞缓解，咽干减轻，偶有咽痒，咽部有异物感（但能咯出痰），右颞侧头部疼痛消失，筛窦部位皮肤发紧感消失，目眦分泌物多，口臭，舌尖红，舌体大，苔白后黄，脉沉弦。守上方，加紫苏10g、竹茹12g、茺蔚子15g、薄荷10g（后下）。15剂。

按：《素问·金匮真言论》云："西方色白，入通于肺，开窍于鼻。"《灵枢·脉度》说："肺气通于鼻，肺和则鼻能知香臭矣。"说明肺与鼻关系非常密切，生理上相互联系，病理上相互影响。肺气清利，则肺之气上注清窍，鼻得清阳充养则窍道顺畅。《医学摘粹·杂证要诀·七窍病类》："如中气不运，肺金壅满，即不感风寒，而浊涕时下者，此即鼻渊之谓也。而究其本源，总由土湿胃逆，浊气填塞于上，肺是以无降路矣。"鼻与脾的关系亦非常密切，"鼻知香臭"，则脾胃运化受纳正常；倘"鼻不知香臭"，则人不欲饮食，胃纳不佳，脾运不健。故治疗鼻窦炎当以肺、脾两脏为主。

本案患者鼻塞、咽干、咽痒不适、纳差、舌质红、苔薄黄，均是肺胃蕴热之象，方用保和丸以健脾和中、消食化痰，以绝痰源，醒脾胃以助纳化，配合黄芩、栀子、金银花、蒲公英、紫花地丁以清热解毒消肿，加青皮、郁金、柴胡、桔梗以行气解郁，郁金又可活血解毒、通络散结。二诊诸症好转，唯有咽喉似有物附着，乃痰气交阻于咽喉所致，加紫苏取半夏厚朴汤之义行气散结、降逆化痰，以资善后。诸药共用，相辅相成，和中消食化痰、清热解毒利气，使脾胃健、热毒清，故能使疾病向愈。

第四节　肺　胀

一、上盛下虚证

张某，男，78岁，2013年10月25日初诊。

主诉：喘咳、胸闷20年，加重5天。患者20年前因受寒后出现咳嗽、咯痰，未予重视，失治不愈，迁延多年，时轻时重。5天前喘咳，胸部憋闷，痰多微黄，心悸气促，脘腹胀满，纳差，颜面及双下肢水肿，畏寒肢冷，口唇发绀，舌质暗红，苔白腻，脉沉细数。听诊：两肺呼吸音减弱；两肺呈过清音，心浊音界变窄，肝浊音界下降。中医诊断：肺胀。西医诊断：慢性支气管炎合并肺气肿。

辨证：上盛下虚。

治法：和中化痰，宣肺平喘，温阳利水。

方药：自拟培土生金汤合葶苈大枣泻肺汤加减。

处方：茯苓30 g，猪苓30 g，桑白皮20 g，葶苈子20 g，泽泻20 g，炒莱菔子15 g，焦山楂15 g，陈皮12 g，川贝母12 g，当归12 g，五味子12 g，半夏10 g，焦神曲10 g，杏仁10 g，红参10 g，甘草6 g，大枣5枚。7剂，日1剂，水煎取汁500 mL，分2次服。

二诊（2013年11月1日）：服上方后，喘咳、胸闷、心悸明显减轻，痰液减少，腹胀消失，食欲大开，仍有下肢水肿、口唇发绀，舌质暗红，苔白腻，脉沉细稍数。原方继服15剂。辅以赤小豆30 g，配鲤鱼炖服。

三诊（2013年11月18日）：颜面及双下肢水肿消失，喘咳缓解，余无不适。

按：《金匮要略·肺痿肺痈咳嗽上气病脉证治》云："咳而上气，此为肺胀。"肺属金，主清肃，外邪引动，肺气上逆则为喘咳。多种慢性肺系疾患反复发作，迁延不愈，肺、脾、肾三脏虚损，从而导致肺管不利，气道不畅，肺气壅滞，胸膺胀满，出现喘息气促、咳嗽咯痰、胸部膨满、胸闷如塞，或唇甲发绀、心悸水肿，甚至出现昏迷、喘脱。其病机为心、肺、脾、肾俱病，肾元亏于下，痰浊壅于上，脾运失于中，五脏精气俱虚，阳气衰微，阴血不足，因虚而致痰浊瘀血停滞，水湿泛滥。

针对此虚实相间、错综复杂之案例，李老宗周慎斋之"诸病不愈，必寻到脾胃之中，方无一失"，统筹全局，抓住病机关键，从脾胃入手，脾运则能输布阳气，运化精微，灌溉四旁，化痰祛瘀，疏利水湿，俾气血煦濡，五脏得养，方能扭转颓势，权衡以平。方用李老自拟培土生金汤（方药组成见"附录"）以健脾和中、肃肺化痰，合葶苈大枣泻肺汤以泻肺逐饮平喘；加红参、五味子以温阳益气、化瘀通络，猪苓、泽泻以利水，桑白皮、川贝母以泻肺化痰，杏仁宣肺止咳，当归养血活血以疏通肺络。二诊，症状明显减轻，守方，并辅以赤小豆鲤鱼汤食疗补脾益肾、消肿。本案辨证准确，有法有方，机圆法活，用药精当，故能收桴鼓之效。

二、宗气亏虚，痰热挟瘀证

宋某，男，74岁，2014年7月21日初诊。

主诉：发现肺纤维化1年余。患者1年前体检时发现肺纤维化，平素胸闷、气喘，气短不足一息，咳嗽，咯白色黏痰，活动后喘促加重，无胸痛、发热，口服激素症状可缓解，纳可，二便调，舌质暗淡，苔中黄，花剥苔，脉沉缓。查体：消瘦，杵状指。肺部CT示：双肺纹理增多，见多发网格影及片状高密度影，少许泡状肺纹理区，考虑肺部炎症，双肺间质性纤维化，双肺少许肺大疱。中医诊断：肺胀。西医诊断：肺间质纤维化。

辨证：宗气亏虚，痰热挟瘀，肺阴亏虚。

治法：益气健脾定喘，滋阴清热化痰。

方药：生脉散合保和丸加减。

处方：桑白皮20 g，杏仁10 g，黄芩15 g，丹参20 g，当归20 g，桔梗15 g，太子参20 g，麦冬15 g，五味子15 g，川贝母12 g，川楝子12 g，延胡索15 g，青皮20 g，郁金20 g，陈皮15 g，半夏15 g，竹茹15 g，茯苓30 g，炒莱菔子10 g，焦山楂15 g，焦神曲15 g，连翘12 g，瓜蒌20 g，薤白15 g，苏子15 g，蛤蚧1只，甘草10 g，生姜3片，大枣5枚。20剂，日1剂，水煎取汁500 mL，分2次服。

二诊（2014年8月20日）：患者服药后症状改善不明显，仍胸闷、气喘，咳嗽、咯痰，痰白、有泡沫，咽部自觉有异物，纳食增加，眠可，二便调，舌质红，无苔，脉沉细弦。

处方：桑白皮25 g，杏仁12 g，黄芩15 g，丹参25 g，当归20 g，桔梗20 g，太子参20 g，麦冬18 g，五味子18 g，川贝母12 g，青皮20 g，郁金20 g，百合30 g，葶苈子15 g，北沙参18 g，瓜蒌20 g，薤白20 g，枳壳15 g，厚朴15 g，炒苏子15 g，陈皮15 g，半夏15 g，竹茹15 g，茯苓30 g，炒莱菔子10 g，焦山楂15 g，焦神曲15 g，连翘15 g，蛤蚧1只，甘草10 g，生姜3片，大枣5枚。30剂。

按：本案系宗气亏虚、痰热挟瘀、肺阴亏虚之肺胀。肺胀常继发于咳嗽、哮病等之后，因肺气长期壅滞，肺叶恒久膨胀、不能敛降，而胀廓充胸，以胸中胀闷、咳嗽咯痰、气短而喘为主要表现。可见于肺炎、急性支气管炎、支气管哮喘、肺气肿合并感染等疾患。李老以保和丸化裁方（培土生金汤）合生脉散加减。培土生金汤由保和丸加桑白皮、杏仁、黄芩、川贝母、当归组成。蛤蚧味咸、性平，归肾、肺经，有益肾补肺、定喘止咳之功。诸药配伍，药证合拍，故收效理想。二诊，在原方基础上，稍作调整，继续以益气健脾定喘、滋阴清热化痰为主。

第三章　心系病案

第一节　心　悸

心气不足，痰浊内阻证

案例1

岳某，女，62岁，2013年11月20日初诊。

主诉：阵发性心慌、胸闷5年余，加重半月。患者5年前无明显诱因出现阵发性心慌、胸闷，遇劳累或早饭后易诱发，间断服用中西医药物（具体不详），偶有发作。半月前于劳累后再发并加重，伴头晕、失眠、纳差、倦怠。症见：心慌、胸闷，头晕，面色㿠白，纳差，失眠，舌质暗红，舌体胖大，边有齿痕，苔白腻，脉沉细结代。有高脂血症病史。中医诊断：心悸。西医诊断：①心律失常；②高脂血症。

辨证：心气不足，痰瘀互阻。

治法：益气养心，和中化痰，祛瘀通络。

方药：自拟和中宁心汤加减。

处方：茯苓30 g，龙骨30 g（先煎），牡蛎30 g（先煎），太子参20 g，丹参20 g，甘松20 g，麦冬15 g，炒莱菔子15 g，焦山楂15 g，当归15 g，陈皮10 g，半夏10 g，连翘10 g，焦神曲10 g，五味子10 g，甘草6 g。14剂，日1剂，水煎500 mL，分2次服。

二诊（2013年12月4日）：服上方后，阵发性心慌、胸闷发作次数较前减少，程度减轻，睡眠改善，纳食稍增。原方太子参、丹参用量增至30 g，当归增至20 g，以增益气养血活血功效。30剂。

三诊（2014年1月3日）：服前方1个月后，近1周心慌、胸闷未再发作，纳眠可，头晕、乏力减轻，面色㿠白，舌质暗红，舌体稍大、边有齿痕，苔白，脉沉细。复查心电图示早搏消失，心肌缺血性改变较前改善。继服原方巩固治疗1周，随访3个月，未复发。

按：本案为因虚致实，虚实夹杂。患者由于长期操劳，思虑过度，劳伤心脾，脾虚失运，聚湿成痰，且气血化源不足，心气亏虚，血行无力，痰瘀痹阻，终致心神失养，发为心悸；遇劳或饭后易诱发，为气虚、脾虚所致；心失所养，心神不宁，则失眠；痰浊内阻，清阳不升，胸阳失展，则头晕、胸闷；脾胃失运，则纳差；面色㿠白、舌质暗红、舌体胖大、边有齿痕、苔白腻、脉沉细结代，为心气不足、痰浊痹阻之征。和中宁心汤以保和丸健脾胃、消痰积、资化源，合生脉散补气益阴，宗气充足后继有源，则心、肺、肾之气均得补益；当归养血活血；龙骨、牡蛎潜镇安神。另加丹参养血活血；甘松开郁醒脾，镇静安神。化源足，痰瘀去，正气复，心神得养，则心悸、怔忡自除。诸药配伍，共达益气养心、和中化痰、祛瘀通络之效。二诊，心悸改善，故守原方，加太子参、丹参、当归用量，以增益气养血活血功效。

案例2

杨某，女，53岁，2013年5月13日初诊。

主诉：心慌、胸闷1个月。患者1个月前因上呼吸道感染及劳累后出现心悸、胸中憋闷，时有头晕，夜寐欠佳，不易入睡或睡后易醒，形体偏胖，面色无华，倦怠，纳差，大便2日一行，舌质暗红，苔白腻，边有齿痕，脉沉细而结代。既往有冠心病病史5年，偶有心慌、胸闷。中医诊断：心悸。

辨证：心气不足，痰浊内阻。

治法：益气养心，和中化痰。

方药：自拟和中宁心汤加减。

处方：山楂12 g，神曲12 g，炒莱菔子15 g，陈皮12 g，半夏10 g，茯苓30 g，连翘10 g，人参10 g，天冬20 g，酸枣仁20 g，龙骨20 g（先煎），牡蛎20 g（先煎），甘松20 g。6剂，日1剂，水煎取汁500 mL，分2次服。

二诊（2013年5月20日）：服药后心悸好转，胸闷减轻，夜寐佳。原方去龙骨、牡蛎、甘松，加桃仁12 g、红花20 g、焦麦芽20 g。14剂。嘱平素口服保和丸，随访3个月未复发。

按：中医认为心悸的发生多因体质虚弱、饮食劳倦、七情所伤、感受外邪及药石不当等，以致气血阴阳亏损，心神失养，心主不安，或痰、饮、火、瘀阻滞心脉，扰乱心神。尤怡在《金匮要略心典》中说："阳痹之处，必有痰浊阻其间。"李老认为，此时痰浊之来源可以由脾失健运，水津不布而成，侵及心脏；也可以因心气亏虚，无力宣散痰湿，痰浊痹阻心脉而心悸。痰浊内阻，清阳不升，浊阴不降，即可出现胸中憋闷、头晕。痰饮阻遏，易致腑气不通。保和丸在此消痰积、畅腑气。天冬可以"补血涸而润心肝"（《药性赋》）。李老善用甘松配伍，因其"芳香，能开脾郁，少加入脾胃药中，甚醒脾气"（《本草纲目》），龙牡、酸枣仁安神定悸。后期加桃仁、红花系考虑痰浊阻滞气机，终致瘀阻心脉而设。诸药配伍，药证合拍，故收效理想。

案例3

王某，女，32岁，2014年11月8日初诊。

主诉：心慌1个月余。患者1个月前无明显诱因出现心慌，劳累后加重，呼吸困难，语声低微，咽部有痰，恶风畏寒，胃脘部不适，不欲饮食，食甘多则吐，口渴，喜饮水，经期腰部有发空感，易感冒、咳嗽，手指部湿疹，夜间足心发热，大便灼热，舌质暗，边有齿痕，苔白腻，脉沉细数。中医诊断：①心悸；②胃胀。

辨证：心气不足，痰瘀挟热。

治法：益气养心，和中化痰祛瘀。

方药：保和丸合安神定志丸加减。

处方：柏子仁20 g，酸枣仁20 g，远志10 g，石菖蒲20 g，生龙骨20 g（先煎），生牡蛎20 g（先煎），当归15 g，炒白芍20 g，陈皮12 g，半夏10 g，茯苓30 g，炒莱菔子10 g，焦山楂15 g，焦神曲15 g，连翘10 g，丹参20 g，甘草6 g，生姜3片，大枣5枚。7剂，日1剂，水煎取汁500 mL，分2次服。

同时口服中成药消痰通络丸（院内制剂）6 g/次，3次/日。

二诊（2014年11月14日）：仍乏力，口渴口干、饮水后缓解，呼气有热感，易疲劳，怕冷怕风，大便黏、时有不成形。

处方：陈皮15 g，半夏12 g，茯苓30 g，炒莱菔子10 g，焦山楂15 g，焦神曲15 g，连翘12 g，太子参20 g，麦冬15 g，五味子15 g，制远志10 g，石菖蒲15 g，当归15 g，白芍20 g，川芎12 g，黄芪20 g，白术15 g，郁金20 g，枳壳10 g，厚朴15 g，木香15 g，青皮20 g，甘草10 g。7剂。

三诊（2014年12月13日）：服药后症状改善，仍有腰部及后脚跟空落感，稍活动即觉乏力，自觉口中出热气感，大小便亦有热感，小便黄，易上火，平素怕冷，余无明显不适。舌质红，边有齿痕，苔白，脉弦滑。月经量少、偶有血块，腰酸。守上方，加金银花20 g、蒲公英20 g、黄柏10 g。7剂。

按：患者心慌月余，劳累后加重，呼吸费力，语声低微，为心气虚的典型表现。由于劳倦太过伤脾，化生之源不足，气血阴阳亏乏，脏腑功能失调，心神失养，因而发为心悸。《丹溪心法·惊悸怔忡》言："人之所主心者，心之所养者血，心血一虚，神气不守，此惊悸之所肇端也。"心悸的病位主要在心，由于心神失养，心神动摇，故悸动不安。但其发病与脾、肾、肺、肝四脏功能失调相关。故心气不足，则患者呼吸费力、语声低微；心肾阴虚，则经期腰部有发空感、夜间足心发热、口渴、喜饮水；肺脾气虚，因而患者怕冷怕风、易感冒、咳嗽、胃脘部不适、不欲饮食、食甘多则吐等。方中运用保和丸加减以清热化痰，运脾化湿；以柏子仁、酸枣仁、当归、白芍、丹参等药养血安神；以龙骨、牡蛎、石菖蒲、远志安神定志。二诊加生脉散益气养心，枳壳、厚朴、木香、青皮等理气化滞。三诊时患者自觉口中气热，二便不利，故加金银花、黄柏、蒲公英以增强清热利湿之功。患者服药后诸症悉减。

第二节 胸 痹

一、气郁血瘀，痰浊痹阻证

刘某，男，63岁，2013年10月22日初诊。

主诉：咽下至腹脐上阵发性灼热疼痛3天。患者咽下至腹脐部灼热不适3天，伴阵发性心前区憋闷疼痛不适，每天晚上8点或早上8点发作一次，纳眠可，二便调，舌尖红，舌质暗红，苔黄，左脉沉弦滑，右脉沉滑。中医诊断：胸痹。西医诊断：冠心病。

辨证：气郁血瘀，痰浊痹阻。

治法：健运脾胃，温阳宣痹，活血化瘀。

方药：自拟培土益母汤合生脉散加减。

处方：太子参20 g，麦冬15 g，五味子15 g，丹参20 g，当归15 g，川芎12 g，茯苓20 g，全瓜蒌20 g，薤白20 g，炒莱菔子10 g，陈皮12 g，焦山楂15 g，连翘10 g，青皮20 g，郁金20 g，焦神曲12 g，半夏10 g，甘草6 g，生姜3片，大枣5枚。7剂，日1剂，水煎取汁500 mL，分2次服。

嘱忌食肥甘厚味，畅情志，勿劳累。

二诊（2013年11月3日）：服上方后，咽下至腹脐部灼热疼痛感消失，余无不适，复查心电图示：心率83次/分，左前分支阻滞，前壁ST-T有改变。舌质淡红，苔薄白腻，脉沉弦滑。守上方，加砂仁10 g（后下）、厚朴12 g。7剂。

三诊（2013年11月24日）：服药后基本痊愈，心已不慌，求巩固。舌质深红，苔白黄厚腻，脉沉弦滑。测血压125/80 mmHg。

按：胸痹的主要病机为心脉痹阻，病位在于心，涉及肝、脾、肾、肺等脏。心、肝、脾、肾、肺气血阴阳不足，心脉失养，不荣则痛；气滞、血瘀、寒凝、痰湿等痹阻心脉，不通则痛。李老认为心属火，脾属土，据五行生克乘侮规律，火生土，土为心之子，心为土之母，脾气健旺，气血充足使心有所主，故健脾可以养心。脾胃虚弱，运化无力，水湿内生，聚湿生痰，痰浊盘踞，胸阳失展，气机痹阻，闭阻心脉而致胸痹；舌尖红、舌质暗红、苔黄、右脉沉滑、左脉沉弦滑，为脾虚痰盛，蕴而化热之征；舌质暗红为痰浊阻络所致。治疗当健运脾胃，温阳宣痹，活血化瘀，佐以清热。培土益母汤由陈皮、半夏、茯苓、炒莱菔子、焦山楂、焦神曲、连翘、薤白、全瓜蒌、丹参、川芎、淫羊藿组成。方以保和丸调理脾胃而消痰；加全瓜蒌、薤白化痰通阳开痹；丹参、川芎化瘀通络；又加青皮、郁金以行气化瘀、清心解郁。二诊舌质淡红、苔薄白腻、脉沉弦滑，故加厚朴、砂仁温化中焦，寒湿化，阴霾除，中焦畅，心阳通，则诸症自除。

二、气虚痰阻血瘀证

案例1

陈某，男，57岁，2013年10月2日初诊。

主诉：阵发性心前区闷痛1个月余。患者1个月前开始出现心前区闷痛，呈阵发性，持续3～5分钟缓解，遇阴雨天易诱发。形体肥胖，痰多气短，纳呆乏力，舌质暗，舌体胖大，苔厚腻，脉滑。中医诊断：胸痹。西医诊断：①冠心病；②心绞痛。

辨证：脾胃虚弱，痰阻血瘀，胸阳痹阻。

治法：健脾和胃，通阳豁痰。

方药：自拟培土益母汤合生脉散加减。

处方：陈皮12 g，半夏10 g，茯苓30 g，炒莱菔子15 g，焦山楂12 g，焦神曲12 g，薤白12 g，全瓜蒌30 g，桂枝6 g，丹参30 g，川芎12 g，白术15 g，枳实10 g，竹茹12 g。7剂，日1剂，水煎取汁500 mL，分2次服。

二诊（2013年10月9日）：服药后心前区闷痛发作次数明显减少，纳食增加，舌苔腻稍厚，但仍有进食后腹胀，多梦易醒。守上方，加厚朴15 g、炒酸枣仁30 g。7剂。

三诊（2013年10月16日）：继服7剂后心前区闷痛未再发作，精神、体力转佳，工作如常。守方配成散剂常服，以巩固疗效。

按：张仲景《金匮要略》中提出"胸痹"的名称，归纳病机为"阳微阴弦"。本病证发生多与寒邪内侵、饮食失调、情志失节、劳倦内伤、年迈体虚等因素有关，病机有虚实两方面。此患者辨证属于气虚痰阻血瘀证，究其原因，每因过食肥甘，嗜酒贪杯，伤及脾胃，健运失司，湿郁痰滞，留踞心胸。痰窒阳气，阻碍血运，造成气虚痰阻血瘀为患。李老培土益母汤由保和丸加丹参、川芎、薤白、全瓜蒌组成，主治缺血性心脏病等疾患。心气不足、胸痛遇劳加剧者，加红参、炙甘草、黄芪等；阳虚遇寒痛甚者，加制附子、桂枝等；胸闷明显者，加厚朴、枳实等。李老施治着重健运脾胃，在祛痰的同时，适时应用健脾益气法，以消生痰之源，痰化气行，则血亦行，故能获良效。二诊，症状明显减轻，患者进食后腹胀，加用厚朴以宽中行气；多梦易醒，加炒酸枣仁以养心安神。

案例2

张某，男，63岁，退休，2014年6月25日初诊。

主诉：发作性胸部刺痛1个月余。患者1个月前无明显诱因出现发作性胸部刺痛，住院治疗好转后出院，仍心悸不适，劳累时加重，偶有胸闷气短。症见：心慌胸闷、气短，胸痛，劳累后加重，乏力，纳可，眠差，大便常干结，小便正常，舌质淡暗，边有齿痕，苔白、微黄，脉沉取无力。有高血压病病史，口服降压药物（具体不详）后，血压控制尚可。中医诊断：胸痹。西医诊断：①冠心病；②高血压病。

辨证：气虚无力，痰瘀阻络。

治法：化瘀消痰，益气扶正。

方药：保和丸合当归芍药散加减。

处方：陈皮15 g，半夏12 g，茯苓30 g，炒莱菔子12 g，连翘10 g，川楝子12 g，焦山楂15 g，焦神曲15 g，延胡索10 g，青皮20 g，郁金20 g，丹参20 g，川芎12 g，黄芪20 g，太子参20 g，鸡内金20 g，焦麦芽20 g，当归12 g，白芍20 g，甘草10 g。14剂，日1剂，水煎取汁500 mL，分2次服。

二诊（2014年7月4日）：服药后，胸部刺痛有所缓解，疼痛不明显，睡眠较前好转，能够入睡，偶有自汗，睡眠时间较短，每晚4～5小时，纳食可，大便次数稍多、质软，小便正常。守上方，加生龙牡各20 g（先煎）。15剂。

以上方随症加减治疗2个月，患者已觉心胸畅快，服药期间未有发作。嘱其畅情志，慎起居，清淡饮食。

按：根据患者胸前刺痛、劳累后加重，乏力，结合舌脉，可知此为气虚无力、痰瘀阻络之胸痹。本案病机以气虚为本，痰瘀为标。治疗上当化瘀消痰，益气扶正。祛痰健脾，用保和丸；化瘀通脉，用当归、丹参、郁金；调畅气机，用川楝子、青皮；益气养血，用黄芪、太子参；活血止痛，用延胡索、川芎。李老施治注重顾护脾胃，多用保和丸消痰、祛滞、和胃，强调调护后天脾胃，以助气血生化，推陈致新。临床用之，屡获良效。二诊，症状缓解，偶有自汗，加用生龙牡以收敛止汗。

三、气血不足，瘀血内停证

雍某，女，46岁，2014年9月1日初诊。

主诉：心慌、胸闷、气短3年，加重2个月。患者近3年前无明显诱因出现心慌胸闷，呈发作性，约半月1次，劳累时明显，未予重视，近2个月来呈进行性加重，渐至数日一次，今特到我院门诊求治。症见：胸闷持续存在，稍活动即感心慌、气短，偶有胸痛，右侧手指、足趾指端麻木，形体偏瘦，面黄无华，纳眠尚可，二便调，月经2个月未至，舌质暗红，苔少而干，脉沉缓。中医诊断：①胸痹；②心悸。西医诊断：冠心病。

辨证：气血不足，瘀血内停。

治法：益气健脾，理气化痰祛瘀。

方药：保和丸合生脉散加减。

处方：陈皮12 g，半夏12 g，竹茹15 g，茯苓30 g，焦山楂15 g，焦神曲15 g，连翘12 g，太子参20 g，麦冬15 g，五味子15 g，青皮20 g，郁金20 g，丹参20 g，檀香10 g（后下），枳壳15 g，鸡血藤20 g，桑枝30 g，葛根20 g，天竺黄10 g，甘草10 g，生姜3片，大枣5枚。10剂，日1剂，水煎取汁500 mL，分2次服。

配合口服中成药参琥胶囊（院内制剂）1瓶，6粒/次，3次/日。

二诊（2014年9月12日）：服药后胸闷、心慌、气短减轻，手指、足趾麻木减轻，白带色黄、有异味，纳可，近日睡眠欠佳，二便调，面色较前红润，舌质暗红，苔少而干，脉沉细缓。补充中医诊断：带下病。辨证：气血不足，湿浊下注。守上方，加茜草20 g、芡实20 g、黄柏12 g、车前子20 g（包煎）、炒白术15 g、磁石10 g。10剂。

按：胸痹是指以胸部闷痛，甚则胸痛彻背，喘息不得卧为主要表现的一种疾病，轻者感觉胸闷，呼吸欠畅，重者则有胸痛，严重者心痛彻背，背痛彻心。本案系气血不足、瘀血内停之胸痹。择方以保和丸合生脉散加减。脾胃为后天之本，为气血生化之源，脾胃健则气血足。保和丸消食化滞，理气和胃；生脉散益气养阴；佐以理气活血通络之品青皮、郁金、丹参、檀香、枳壳、鸡血藤。诸药配伍，共达健脾理气、活血通络之效。二诊，症状减轻，故守方，患者出现白带黄、异味，此为湿浊下注，故加黄柏、车前子、炒白术以清热利湿，加用磁石以镇静安神。

四、痰瘀互结，痹阻心脉证

赵某，女，66岁，2014年7月11日初诊。

主诉：胸闷、颈部两侧疼痛半月余。患者半月前无明显诱因出现胸闷、颈部两侧疼痛不适，胸闷活动后加重，纳眠可，二便调，舌质紫暗，苔白腻，脉沉弦。既往有冠心病病史。中医诊断：胸痹。西医诊断：冠心病。

辨证：痰瘀互结，痹阻心脉。

治法：和中消痰，化瘀通脉。

方药：保和丸加减。

处方：陈皮15 g，半夏10 g，茯苓30 g，炒莱菔子10 g，焦山楂15 g，焦神曲15 g，连翘10 g，远志10 g，石菖蒲20 g，龙骨15 g（先煎），牡蛎15 g（先煎），丹参20 g，川芎12 g，桃仁10 g，藏红花3 g，甘草10 g，生姜3片，大枣5枚。7剂，日1剂，水煎取汁500 mL，分2次服。

二诊（2014年7月18日）：服药后胸闷减轻，颈部疼痛改善不明显，乏力，头昏、头蒙，纳眠可，小便灼热疼痛，夜尿2～3次，舌质淡，苔薄腻，脉沉弦。守上方，加全蝎10 g、厚朴10 g、桔梗15 g。14剂。

按：本案系痰瘀互结，痹阻心脉之胸痹。治以和中消痰、化瘀通脉之法，择方为保和丸加减。李老施治着重健运脾胃，在祛痰的同时，再佐以益气活血通络之法，以消生痰之源，痰化气行瘀去，故能显效。患者二诊胸闷减轻，颈部疼痛减轻不明显，并出现乏力、头昏、头蒙、小便灼热疼痛、夜尿等症状，故李老在原方基础上加用全蝎通络止痛，消肿散结，减轻颈部疼痛；厚朴燥湿祛痰，改善头晕、头蒙症状；连翘清热解毒，主通利五淋，治小便不通，除心家客热；加用桔梗开宣肺气，肺气通畅，则可间接疏通肠胃，下输膀胱，对小便灼热疼痛症状也有改善作用。

五、痰浊痹阻，胸阳不振证

患者，男，57岁，2009年10月31日初诊。

主诉：阵发性胸部闷痛1个月余。患者1个月前无明显诱因出现阵发性胸部闷痛，持续数分钟，阴雨天易诱发，痰多气短，纳呆乏力，舌质暗，舌体胖大，苔厚腻，脉滑。体形偏胖，平素嗜好烟酒及肥甘厚味。中医诊断：胸痹。西医诊断：冠心病。

辨证：痰浊痹阻，胸阳不振。

治法：健运脾胃，通阳豁痰。

方药：自拟培土益母汤加减。

处方：茯苓30 g，全瓜蒌30 g，丹参30 g，炒莱菔子15 g，淫羊藿15 g，白术15 g，陈皮12 g，焦山楂12 g，薤白12 g，川芎12 g，竹茹12 g，焦神曲10 g，半夏10 g，枳实10 g，甘草6 g。7剂，日1剂，水煎取汁500 mL，分2次服。

嘱忌食肥甘厚味，畅情志，勿劳累。

二诊（2009年11月7日）：服上方后，胸部闷痛发作次数明显减少，气短乏力稍减，纳食增加，仍有进食后腹胀，多梦易醒，舌质暗，舌体胖大，苔腻稍厚，脉滑。此腹胀、失眠乃气机不畅，心神失养所致，故守上方，加厚朴15 g，炒酸枣仁30 g。7剂。

三诊（2009年11月14日）：服前方后，近1周胸部闷痛未再发作，精神、体力转佳，纳食正常，舌质暗，舌体胖大，苔薄白腻，脉滑。心电图复查心肌呈缺血性改变较前改善。守方配成胶囊剂连服3个月，以巩固疗效。随访3个月，未复发。

按：本案因过食肥甘，贪杯好饮，伤及脾胃。脾胃健运失司，湿郁痰滞，留踞心胸，痰窒阳气，阻碍血运，造成痰阻血瘀，心脉痹阻为患。《素问·痹论》曰："心痹者，脉不通。"阴雨天与痰浊均属阴，二阴合邪，故胸部闷痛，遇阴雨天易诱发；形体肥胖、痰多气短、纳呆乏力、舌体胖大、苔厚腻、脉滑，均为脾虚痰盛之征；舌质暗为痰浊阻络所致。脾胃气虚，心脉失养为本；痰阻血瘀，痹阻胸阳为标。培土益母汤为李老保和丸系列化裁方之一，以保和丸开化源而消痰；加全瓜蒌、薤白化痰通阳，行气止痛；丹参、川芎化瘀通络。因心阳源于肾阳，如赵献可《医贯》云："人身之主非心而为命门。"故治心又当佐以温肾之品，加淫羊藿补肾温阳。脾胃健运，痰化气行，血脉畅通，心肾得养，而获良效。二诊胸闷明显好转，腹胀、失眠乃气机不畅，心神失养所致，故守上方加厚朴、炒酸枣仁以行气除胀、养心安神。三诊，效可，故守方以求长效。

第四章　脾胃病案

第一节　胃　痛

一、脾虚气滞证

石某，女，58岁，2013年8月25日初诊。

主诉：饭后胃脘疼痛2个月余。患者2个月前无明显诱因出现胃脘间断性疼痛，偶有呃逆，呃逆愈甚，疼痛愈甚，入睡可，眠中易醒，醒后难入睡，纳可，二便调，舌质淡，苔黄稍厚腻，脉弦滑。胃镜检查示：①慢性浅表性胃炎；②胃底多发息肉。病理检查示：慢性浅表性胃炎固有层水肿，血管扩张淤血，有较多嗜酸性粒细胞浸润。中医诊断：胃痛。西医诊断：①慢性浅表性胃炎；②胃底多发息肉。

辨证：脾虚气滞。

治法：健运脾胃，理气止痛。

方药：自拟和中敛疡止痛汤加减。

处方：陈皮12 g，半夏10 g，茯苓20 g，炒莱菔子10 g，焦山楂15 g，焦神曲12 g，连翘10 g，太子参20 g，当归15 g，炒枳壳12 g，厚朴10 g，木香10 g，乌贼骨20 g，砂仁10 g（后下），煅瓦楞子20 g，川贝母10 g，甘草10 g，生姜3片，大枣5枚。30剂，日1剂，水煎取汁500 mL，分2次服。

嘱其忌食辛辣刺激及肥甘厚味，饥饱适宜，勿劳累，畅情志。

二诊（2013年10月22日）：服上方6剂后胃脘疼痛明显减轻，服药20剂后整体症状减轻。现腰背痛，自觉麻木，双手发麻，项强酸沉痛，腰膝酸软疼痛（既往冬天腰膝冷痛），咽部有异物感，泛酸较轻，进食刺激食物后隐痛，稍有口苦，晨起明显，纳可，服药后眠佳，大便稀溏，1～2次/日，小便黄。舌质淡红，苔黄厚，脉弦滑。李老认为此乃湿热中阻，运化失职，气虚血瘀阻络所致。原方中加秦艽20 g、木瓜20 g，当归增至20 g。20剂。

按：患者常常于进食后出现胃痛并时伴有呃逆症状，结合舌质淡、苔黄稍厚腻、脉弦滑，辨证为脾虚气滞型之胃痛。故治宜健脾化湿，理气止痛。方拟和中敛疡止痛汤健脾化湿，理气止痛。和中敛疡止痛汤系李老保和丸加减之系列方，由保和丸加乌贝散和金铃子散、煅瓦楞子组成。方中以保和丸健脾胃、化痰湿，寓补于消；乌贝散、煅瓦楞子收敛疡面，制酸止痛；太子参、当归以益气养血，活血化瘀；木香、厚朴、炒枳壳以理气宽中止痛。诸药合用，脾胃得健，气滞得通，中焦斡旋职能复常，则诸症自除。二诊患者整体状况转佳，但出现腰背疼痛及双手麻木症状，故在原方中加秦艽、木瓜以祛风湿，清湿热，舒筋活络止痹痛；当归加量以养血活血，通络止痛。

二、湿热中阻，胃肠气滞证

案例1

王某，男，48岁，务农，未婚，2013年10月25日初诊。

主诉：胃脘部胀痛8个月余。患者近2年来体重逐渐下降，8个月前无明显诱因出现胃脘部胀痛，尤以夜间疼痛为甚，喜按，进食后觉胃中舒服，平素偶有头晕、头昏沉，偶有胆囊区疼痛，不欲饮食，咽喉疼痛，双腿酸胀，站起时膝关节作响，听诊肠鸣音亢进，大便不成形，小便可，舌质深红，苔黄厚腻，脉沉弦。胃镜检查示：红斑性胃炎。中医诊断：胃痛。西医诊断：①红斑性胃炎；②高脂血症。

辨证：湿热内蕴，胃肠气滞。

治法：清热利湿，消食导滞，理气止痛。

方药：自拟和中消胀汤加减。

处方：黄连10 g，陈皮12 g，半夏10 g，茯苓30 g，焦山楂15 g，焦神曲12 g，连翘10 g，厚朴10 g，当归15 g，炒枳壳12 g，制香附10 g，木香10 g，焦槟榔10 g，炒鸡内金10 g，白芍20 g，炒莱菔子10 g，炙甘草10 g，生姜3片，大枣5枚。7剂，日1剂，水煎取汁500 mL，分2次服。

嘱其忌食辛辣刺激及肥甘厚味，饥饱适宜，勿劳累，畅情志。

二诊（2013年11月5日）：服上方后胃脘部胀痛明显减轻，排气较多，大便不成形，仍头部昏沉，近日觉喉间有热气上冲，舌质深红，苔黄厚，脉弦滑。在原方基础上加太子参20 g、远志10 g、石菖蒲20 g。7剂。

三诊（2013年11月15日）：服上方后胃脘胀痛消失，排气较多，纳食增加，大便仍时有不成形，头部昏沉减轻，喉间热气上冲感消失，舌质深红，苔黄白相间略厚，脉沉弦。守上方加白术15 g，继续巩固疗效。

按：患者胃脘部胀痛，并于夜间较重，是胃肠气滞的表现；舌质深红、苔黄厚腻、脉沉弦、头部昏沉感，为湿热内阻，上蒙清窍之征；脾胃为水谷精微化生之源，气滞于脾胃，导致脾胃运化失常，水谷精微不能滋养四肢，筋骨肌肉得不到濡养，则体重逐渐下降；气滞于胃肠，不通则痛，出现胃脘部胀痛症状。故治宜健运脾胃，清热化湿，理气止痛。方拟和中消胀汤以清热利湿，消食导滞，理气止痛。和中消胀汤系李老保和丸加减之系列经验方，由保和丸加厚朴、炒枳壳、木香、焦槟榔、炒鸡内金组成。方中以保和丸健脾胃，化痰湿，消积滞，调理脾胃功能，促使水谷精微运化正常，同时药效也得以充分吸收，以发挥更好的疗效；厚朴、木香、炒枳壳宽中理气；焦槟榔、炒鸡内金消食导滞；大枣、炙甘草健脾和中。全方可使化源充足、正气得复、精血得生、瘀结得除，则疼痛自可消失。

二诊胃脘部胀痛明显减轻，但大便仍不成形，考虑方药对症，病情渐好，可守原方慢慢调理；头部昏沉无明显改善，为痰湿上扰所致，加远志祛痰开窍，石菖蒲化湿开胃、开窍豁痰、醒神益智；近日觉喉间有热气上冲，为胃阴虚的表现，加太子参益气生津。三诊诸症好转，唯大便仍时有不成形，加白术以健脾和胃，燥湿和中。诸药配合，使脾胃强健，中和胀消，则胃脘部胀满不适诸症自除。

案例2

赵某，女，41岁，工人，2013年10月12日初诊。

主诉：胃脘部疼痛反复发作2年，再发加重1周。患者2年前无明显诱因出现发作性胃脘部疼痛，1周前因嗜食辛辣食物疼痛再发并加重，服用泮托拉唑等保护胃的药物后效果欠佳。现胃脘胀满，嘈杂泛酸，口干苦，不欲饮，纳差，舌质红，苔黄厚，脉沉弦滑。胃镜检查提示：①红斑性胃炎；②十二指肠溃疡。中医诊断：胃痛。西医诊断：①胃炎；②十二指肠溃疡。

辨证：脾胃失运，湿热中阻。

治法：健运脾胃，清热化湿。

方药：自拟和中敛疡止痛汤加减。

处方：陈皮10 g，半夏12 g，茯苓30 g，炒莱菔子15 g，焦山楂10 g，焦神曲15 g，连翘10 g，川楝子12 g，醋延胡索15 g，川贝母12 g，乌贼骨30 g，煅瓦楞子30 g，厚朴15 g，枳壳12 g，甘草6 g，生姜3片，大枣5枚。14剂，日1剂，水煎取汁500 mL，分2次服。

嘱其忌食辛辣刺激及肥甘厚味，饥饱适宜，勿劳累，畅情志。

二诊（2013年10月26日）：服上方后，胃脘胀满疼痛、泛酸有所减轻，仍口干苦、纳差。舌质红，苔黄厚，脉沉弦滑。原方中加黄连6 g、吴茱萸10 g、炒麦芽20 g、炒鸡内金20 g。14剂。

三诊（2013年11月10日）：服前方后，胃脘疼痛偶有发作，嘈杂泛酸、口干苦明显减轻，纳食增加。舌质偏红、苔厚微黄，脉沉弦滑。效不更方，守前方加减治疗2周，诸症消失，病告痊愈。

按：患者有胃脘胀满、嘈杂泛酸、口干苦、不欲饮、纳差等症状，加之舌质红、苔黄厚、脉沉弦滑，可辨证为湿热中阻、脾胃失运之胃痛。主要由于饮食不节，嗜食辛辣，损伤脾胃，运化失职，致湿热中阻，胃络受伤，胃气失和，而发为本病。故治宜健运脾胃、清热化湿，方拟和中敛疡止痛汤健运脾胃、祛湿清热、敛疡止痛。方中川楝子、醋延胡索理气止痛；煅瓦楞子、乌贼骨制酸止痛并能收敛溃疡；厚朴、枳壳宽中理气。二诊加黄连、吴茱萸以辛开苦降，清泄郁热；加炒麦芽、炒鸡内金以健胃消食。诸药合用，湿去热除，胃络畅通，则疼痛自除。

三、湿热中阻，气滞血瘀证

毛某，男，70岁，2013年10月5日初诊。

主诉：发作性胃脘部胀痛2个月余。患者慢性浅表性胃炎病史10年余，2个月前饱餐后出现发作性胃脘部胀痛，伴有呃逆、嗳气，咽部无阻噎感，空腹无烧心，纳稍差，食多则胃脘部不适，乏力，入睡难，大便不成形，5~6次/日，小便正常。舌质红，苔黄稍厚腻，脉沉弦滑有力。2013年8月23日在某医院行电子胃镜提示：①慢性浅表性胃炎；②胃窦黏膜白斑；③十二指肠球炎；④食管炎。病理活检（食管）提示：鳞状上皮组织增生。中医诊断：胃痛。西医诊断：①慢性浅表性胃炎；②胃窦黏膜白斑；③十二指肠球炎；④食管炎。

辨证：中焦失和，升降失职，湿热内蕴，气滞血瘀。

治法：健脾和胃，清热化湿，消胀止痛。

方药：自拟和中消胀汤合葛根芩连汤、赤石脂禹余粮汤加减。

处方：陈皮10 g，半夏10 g，茯苓20 g，炒莱菔子10 g，焦山楂15 g，焦神曲12 g，连翘10 g，炒枳壳12 g，厚朴10 g，木香10 g，当归15 g，炒白芍15 g，葛根15 g，黄连6 g，黄芩15，甘草10 g，赤石脂20 g，禹余粮20 g，炒白术15 g，生姜3片，大枣5枚。10剂，日1剂，水煎取汁500 mL，分2次服。

嘱其忌食辛辣刺激及肥甘厚味，饥饱适宜，勿劳累，畅情志。

二诊（2013年11月15日）：服上方后大便基本成形，胃脘不再疼痛，余症减轻，仍觉身上软而无力，舌质淡红，苔薄黄，脉弦。原方中加太子参20 g、麦冬10 g、五味子15 g。7剂。

按：患者于饱餐后出现胃脘部疼痛并伴有呃逆、嗳气等症状，舌质红、苔黄稍厚腻、脉沉弦滑有力，辨证为中焦失和，升降失职，湿热内蕴，气滞血瘀之胃痛，相当于西医的胃溃疡。由于饮食不节，导致中焦脾胃运化失司，气机升降失职，湿热内蕴，损伤胃络，渐成溃疡。故治疗给予健脾和胃，清热化湿，消胀止痛。方拟和中消胀汤合葛根芩连汤、赤石脂禹余粮汤。

用李老自拟和中消胀汤（方药组成见"附录"）以清热利湿，消食导滞，理气止痛。患者大便不成形，5～6次/日，既与湿热下迫大肠有关，又与下元不固有关。葛根芩连汤，出自张仲景《伤寒论》，是治疗急性腹泻的经典方剂，用来治疗湿热所致的腹泻和痢疾。方中葛根为君，甘辛而凉，入脾、胃经，既能解表退热，又能升发脾胃清阳之气而治下利；以苦寒之黄连、黄芩为臣，清热燥湿，厚肠止利；甘草甘缓和中，调和诸药，为本方佐使。四药合用，外疏内清，表里同治，使表解里和，热利自愈，针对患者湿热下迫大肠所致大便不成形、次数多，以清热利湿止利甚为适宜。赤石脂禹余粮汤以涩肠固脱止利。诸药合用，湿去热除，气机调畅，胃络畅通，胃得其养，瘀血除则疼痛自除，气机畅则胀自消。二诊脾胃健运，湿热渐除，病情向愈，然患者心之气阴尚未恢复，故加生脉散以补益气阴。

四、肝郁乘脾证

案例1

王某，女，37岁，2013年11月20日初诊。

主诉：胃脘胀满疼痛半年余。患者半年前因家庭矛盾生气后引发纳呆、食少、呃逆，时常胃脘胀满疼痛，2013年10月15日做胃镜检查提示：胃窦黏膜弥漫性充血，红斑散在平坦糜烂面。诊断为：浅表性胃炎。现症见：面色欠华，精神疲惫，胃脘胀痛，纳呆，呃逆，口苦，眠差，二便调，舌质暗红，苔白根部微黄，脉沉弦滑。中医诊断：胃痛。西医诊断：浅表性胃炎。

辨证：肝气郁结，失于疏泄，枢机不利，乘脾犯胃。

治法：和中消胀，疏理气机。

方药：保和丸加减。

处方：陈皮10g，半夏10g，茯苓20g，山楂20g，神曲12g，连翘12g，川楝子10g，延胡索15g，木香10g，厚朴12g，枳壳15g，鸡内金20g，麦芽20g，甘草10g。10剂，日1剂，水煎取汁500mL，分2次服。

嘱其忌辛辣、肥甘厚味，调畅情志。

二诊（2013年12月1日）：服上方后，胃脘胀痛缓解，纳食进，睡眠时间增加，呃逆消失，口苦减轻，舌质暗，苔白根部微黄，脉沉弦滑。效不更方，守上方，加郁金10g、白及粉6g（冲服）。先后加减服用30余剂，临床症状消失，复查胃镜提示：胃窦黏膜弥漫性充血消失，红斑散在糜烂面消失。

按：此患者因生气后出现胃脘部胀满疼痛、舌质暗红、苔白根部微黄、脉沉弦滑，辨证为肝郁乘脾之胃脘痛。发病主要因情志不遂，郁怒伤肝，肝失条达，横乘脾土，脾失健运，升降失常，而导致疾病的发生。方中保和丸健脾助运，消食和胃，其中连翘善理肝气，既能疏散肝气之郁，又能平肝气之盛；配以行气化湿之品厚朴、木香、枳壳，使气机得通，湿邪得化；金铃子散为理气剂，具有疏肝泻热、活血止痛之功效。二诊患者诸症好转，加郁金以增疏肝利胆解郁之力，白及收敛止血、消肿生肌。整个治疗过程系辨病与辨证结合施药，故疗效肯定。

案例2

周某，男，38岁，2014年9月1日初诊。

主诉：胃痛2个月余。患者诉其胃痛常在饥饿时加重，饮食后减轻，胃脘有堵塞感，纳差，头晕，头痛，大便排出不通畅，2~3次/日，小便可。舌质暗红，舌体大，苔白，脉沉弦。既往有乙肝、抑郁症、浅表性胃炎病史，服用有抗抑郁药物。中医诊断：①胃痞；②胃痛。

辨证：肝胃气滞。

治法：除胀和胃，理气止痛。

方药：自拟和中消胀汤合乌贝散加减。

处方：陈皮15 g，半夏12 g，竹茹15 g，茯苓30 g，炒莱菔子12 g，焦山楂20 g，焦神曲15 g，连翘12 g，青皮20 g，郁金20 g，厚朴15 g，枳壳15 g，木香15 g，炒鸡内金20 g，焦麦芽20 g，丹参20 g，赤芍15 g，三七粉6 g（冲服），乌贼骨20 g，川贝母10 g，煅瓦楞子20 g，太子参15 g，麦冬15 g，五味子15 g，甘草10 g。15剂，日1剂，水煎取汁500 mL，分2次服。

二诊（2014年9月26日）：服上药后，胃脘部堵塞感基本消失，胃痛偶发，时胀满，纳食增加，大便通畅。昨日受凉后发热，测体温37.2℃，腹胀，腹泻，大便7～8次/日，小便可，舌质淡红，苔黄厚腻，根部剥苔。守上方，加全瓜蒌20 g、薤白20 g。15剂。

按：本案患者既往有乙肝、抑郁症病史，现症见胃脘部堵塞疼痛、纳差、大便不畅、舌质暗红、舌体厚、苔白、脉沉弦。根据脉症，辨为肝脾不和、瘀血阻络之胃痛，治以除胀和胃、理气止痛之法，方拟李老自拟和中消胀汤（方药组成见"附录"）合乌贝散加减。加用焦麦芽、青皮、郁金以健脾和胃、顺气消胀、活血化瘀，则胃脘部堵塞感自除；乌贝散、煅瓦楞子收敛制酸止痛；丹参、赤芍、三七粉养血活血化瘀。在舒畅气机的基础上，活血通络，制酸止痛。诸药合用，脾胃得健，气滞得通，中焦斡旋职能复常，则诸症自除。

李老认为肝郁胃滞之胃痛，药物治疗固属重要，而养生、情志、饮食等调摄亦不能忽视。因此，平素应加强活动，增强体质，以适应寒暖之变；调节情志，恬淡虚无，以适应七情之扰；尤应饮食有节，定时定量。多方配合，以调畅气机，健运脾胃，方能预防疾病复发。

五、气阴两虚证

韩某，男，51岁。2013年7月29日初诊。

主诉：胃脘隐隐灼痛不适3个月余。患者3个月前因生意应酬饮酒偏多后出现脘腹痞闷不舒，空腹后胃脘隐隐灼痛加重，平时饥不欲食，饮食不规律，口渴不喜饮，口苦、口干咽燥，身困乏力，眠差、入睡难，大便干，小便黄，舌尖红，舌质暗红，舌苔少、干燥乏津，脉沉细弦。胃镜检查提示：胃窦近幽门处黏膜纠集、粗糙，呈点状糜烂，幽门圆、开闭差，十二指肠狭窄，胃黏膜粗糙。病理诊断：（胃窦）中度慢性萎缩性胃炎，轻度腺体肠上皮化生。中医诊断：胃痛。西医诊断：慢性萎缩性胃炎。

辨证：胃阴亏虚。

治法：益气健脾，滋养胃阴。

方药：生脉散合保和丸加减。

处方：太子参15 g，沙参10 g，石斛15 g，天冬15 g，陈皮10 g，竹茹10 g，茯苓20 g，莱菔子15 g，山楂15 g，神曲12 g，连翘12 g，枳壳15 g，白花蛇舌草30 g，甘草10 g。7剂，日1剂，水煎取汁500 mL，分2次服。

二诊（2013年8月5日）：服药后胃脘隐痛灼热缓解，脘腹痞闷减轻，纳食增加，小便调，眠增，舌质暗红，舌苔少津，脉沉细弦。守上方，加丹参20 g。15剂。

三诊（2013年8月21日）：患者体力增加，已有饥饿感，胃脘隐痛灼热偶发，舌质淡红，舌苔转润，脉沉弦。仍守上方，增太子参至20 g、石斛至20 g，加当归15 g、枸杞子15 g。用本方调理1个月余，复查胃镜示：慢性浅表性胃炎，病理诊断：腺体肠上皮化生（－）。嘱其服用保和丸以资巩固疗效。

按：胃主受纳，腐熟水谷，喜润而恶燥，其气以下行为顺。若胃病久延不愈，平素嗜食辛辣之物，久则肝胃郁热，每致胃阴耗损，虚热内生。胃阴不足，脉络失养，则胃脘隐隐灼痛不适。李老认为胃阴不足导致胃窦近幽门处黏膜纠集、粗糙，影响水谷之受纳腐熟，则饥而不欲食。唐宗海在《血证论》中说："有津液则能化食、能纳食，无津液则食停不化。"胃阴亏虚，津液不足，上不能滋润口腔则口干，下不能濡润大肠则便结。胃失濡润，气机上逆，则见干呕、呃逆。故用太子参、沙参、天冬、石斛益气养阴，生津润燥，顾护胃气，濡养胃之络膜；保和丸和中健脾助运、调和中焦，其中竹茹易半夏，和中清热养胃以助运化；重用枳壳疏理气滞，使幽门启闭复常；肾主五液，佐以枸杞子、太子参以养肾气；因胃为多气多血之腑，用丹参、当归活血补血，以养胃之络膜；白花蛇舌草现代药理研究发现具有提高人体免疫力的作用。全方共奏益气养阴、养血疏络、和中理脾之功，胃气旺盛则正复邪却。

六、肝失疏泄，胆气上逆，胃失和降证

刘某，男，42岁，2010年9月5日初诊。

主诉：脘腹部胀痛6个月余，加重半月。患者6个月前无明显诱因出现脘腹部胀痛，近半月因经常思虑过度，应酬饮酒后上述症状加重，服用奥美拉唑、兰索拉唑效果不佳。现症见：脘腹胀痛，饱胀不适，空腹缓解、食后加重，胸骨后有烧心感，口苦，嗳气、呃逆频繁，胃中嘈杂、泛酸，纳差，眠差，大便不爽，小便黄，舌质暗红，苔黄腻，脉弦滑有力。上消化道内镜检查示：胃黏膜充血水肿，点状糜烂，并可见黏液中有黄绿色胆汁，幽门可见胆汁反流。中医诊断：①胃脘痛；②胃痞。西医诊断：胆汁反流性胃炎。

辨证：肝失疏泄，木郁土壅，胆气上逆，胃失和降。

治法：和中疏肝，疏理气机，芳化湿浊，清热利胆，佐以敛疡止痛。

方药：自拟和中消胀汤加减。

处方：陈皮12g，半夏10g，竹茹10g，茯苓20g，莱菔子15g，山楂12g，神曲12g，连翘12g，砂仁10g（后下），黄连6g，佩兰15g，木

香12 g，枳壳15 g，川贝母10 g，白及粉6 g（冲服），乌贼骨20 g，青皮15 g，郁金20 g，金钱草20 g，甘草10 g。7剂，日1剂，水煎取汁500 mL，分2次服。

并嘱其戒酒、辛辣之品，调畅情志。

二诊（2010年9月13日）：胃脘胀满、呃逆、嗳气减轻，纳眠增，胃脘嘈杂、胸骨后烧心感减轻，舌质暗，苔黄，脉弦滑。守上方，去半夏，继服21剂，诸症消失。10月5日复查胃镜示：无胆汁反流入胃，胃黏膜病变恢复正常，幽门启闭良好。

按：胆汁反流性胃炎多因幽门功能不全，胆汁反流入胃，引起胃黏膜充血水肿甚至糜烂的炎性病变，根据临床表现属中医学"胃痛""痞证""呕吐""嘈杂"等范畴。六腑以通为用，胆、胃同属六腑，以通降下行为顺。若情志失调或饮食不节，脾胃虚弱，土壅木郁，致使肝失疏泄、胃失和降、胆气上逆，胆胃不和，故出现胃痛、痞满、嘈杂诸症，治当疏肝利胆、和中健脾助运、行气导滞。方中保和丸健脾助运、行气散滞；佩兰、木香、枳壳理气开胃醒脾；川贝母、乌贼骨、白及敛疡止痛，且是李老之经验用药；枳壳重用可调节幽门启闭，使其恢复正常生理状态；青皮、郁金、金钱草疏肝利胆。诸药共用，和中敛疡、理气健脾助运，佐以疏肝利胆之品，因此疗效显著。半夏为燥湿化痰、降逆止呕、消痞散结之良药，二诊患者胃脘胀满、呃逆、嗳气减轻，故去之。

七、痰郁化热证

郭某，男，37岁，2014年1月27日初诊。

主诉：胃脘部疼痛2年余。患者2年前开始出现胃脘部疼痛，纳食前后均疼痛，无泛酸烧心，偶有呃逆，纳欠佳，眠差，小便黄，大便干结如羊屎，1次/日，多吃蔬菜后大便干结可改善。舌体胖厚大，舌质暗红，苔黄腻，舌下脉络有瘀点，脉沉弦细。既往有单侧甲状腺瘤、食道癌病史。胃镜检查示：①食管距门齿28 cm处黏膜可见一枚花生米大小的平滑肌瘤，表面光滑。②贲门开闭良好，齿线清晰，黏膜光滑。③胃底正常。④胃体黏膜可见片状出血，四壁黏膜可见弥漫性陈旧出血点。⑤胃角黏膜片状出血糜烂。⑥胃窦黏膜片状出血，未见溃疡。⑦幽门开闭良好。⑧十二指肠球腔前壁黏膜可见一处切迹溃疡，降段黏膜光滑。Hp弱阳性。中医诊断：胃痛。西医诊断：①糜烂性胃炎；②十二指肠球部溃疡；③食管平滑肌瘤。

辨证：痰郁化热。

治法：和中化痰，清热解郁。

方药：保和丸合金铃子散加减。

处方：陈皮15 g，半夏12 g，竹茹15 g，炒莱菔子15 g，焦山楂15 g，焦神曲15 g，茯苓30 g，连翘15 g，川楝子12 g，醋延胡索15 g，黄连10 g，砂仁10 g（后下），生薏苡仁30 g，乌贼骨20 g，煅瓦楞子20 g，川贝母10 g，鸡内金10 g，炒麦芽20 g，稻芽20 g，枳壳10 g，厚朴10 g，木香10 g，当归15 g，白及粉10 g（冲服），甘草10 g，生姜3片，大枣5枚。8剂，日1剂，水煎取汁500 mL，分2次服。

二诊（2013年2月10日）：患者服药后胃脘部疼痛减轻，隐痛，疼痛拒按，呃逆，纳食一般，眠浅易醒，小便黄数，大便正常，舌苔厚减轻，仍黄中微腻，右脉沉弦滑有力，左脉沉弦滑。守上方，增半夏至15 g、木香至12 g、白及至12 g、乌贼骨至22 g，加紫苏15 g。10剂。

按：胃痛乃各种致病因素致使胃腑"不通则痛"或"不荣则痛"，故其治疗应以通降、补虚为主。本案所患系痰郁生热之胃痛，故应通降以和胃。诸如寒邪客胃者治以温胃散寒，食滞胃脘者治以消食导滞，肝气犯胃者治以疏肝行气，肝胃郁热者治以疏肝泻热，瘀血停滞者治以活血化瘀等，此皆为通降之法。患者小便黄、大便干结如羊屎、舌体胖厚大、舌质暗红、苔黄腻、舌下脉络瘀点、脉沉弦细，此为痰湿内蕴，郁久生热之证，故治疗以保和丸化裁以健脾运胃，绝生痰之源。鸡内金、炒麦芽、稻芽健脾消食和胃，脾胃和则痰无以生；砂仁、生薏苡仁健脾化湿；川楝子、醋延胡索相须为用，源出《素问病机气宜保命集》的金铃子散，李老临床常用于治疗肝病胸腹胁肋疼痛属热证者，效果较好，与枳壳、厚朴、木香合用以疏肝泻热、理气止痛；当归活血化瘀，亦可起润肠通便之效；乌贼骨、煅瓦楞子、川贝母、白及收敛止血、制酸止痛，以保护胃黏膜；连翘、黄连清郁热，李老认为治疗此郁热之胃痛万不可过用苦寒药，且要适可而止，否则寒凉太过势必伤及脾胃，弊大于利；生姜、大枣顾护胃气；甘草调和诸药。诸药共奏和中化痰、清热解郁、化瘀止痛之效。

第二节　痞　满

一、痰湿气郁证

石某，男，42岁，已婚，2013年8月17日初诊。

主诉：胃脘满胀1个月余。患者1个月来，不明原因出现胃脘满胀不适，受凉后加重，下午尤为明显，纳可，无烧心、泛酸，时有心悸，常半夜时身体自觉燥热，动则汗出，口干、口苦、不欲饮，大便黏滞不爽、臭秽，眠可。舌质暗红，苔薄黄，脉弦滑。中医诊断：痞满。

辨证：痰湿气郁。

治法：消积化滞，燥湿清热，调理肠胃。

方药：自拟和中消胀汤加减。

处方：陈皮12 g，半夏10 g，茯苓30 g，炒莱菔子10 g，焦山楂12 g，焦神曲12 g，连翘10 g，炒枳壳12 g，厚朴12 g，木香12 g，焦槟榔15 g，砂仁10 g（后下），炒鸡内金20 g，焦麦芽20 g，甘草10 g，生姜3片，大枣5枚。10剂，日1剂，水煎取汁500 mL，分2次服。

二诊（2013年8月29日）：服上方后胃脘满胀明显减轻，大便黏滞不爽减轻，半夜身体已不燥热，口干、口苦减轻，余症如前，舌质暗红，苔薄白，脉沉弦。原方中增炒枳壳至15 g、厚朴至15 g，加桔梗15 g、郁金20 g。15剂。

三诊（2013年9月19日）：服上方后胃已不胀，诸症均减轻，大便黏滞不爽减轻，舌质红，苔薄黄，脉沉。守上方，增焦槟榔至20 g。5剂。

按：患者胃脘满胀，大便黏滞不爽、臭秽，舌质暗红，苔薄黄，脉弦滑，是湿热蕴结，脾失健运所致。湿邪黏滞，湿与热结则大便臭秽，脾失健运，胃失受纳，胃降不及，则发为胃脘胀满；湿热郁积，熏蒸肌表，故而出现半夜身体燥热，动则汗出。治疗当消食化积，健脾和胃。方选和中消胀汤。

和中消胀汤由陈皮、半夏、茯苓、炒莱菔子、焦山楂、焦神曲、连翘、炒枳壳、厚朴、木香、焦槟榔、炒鸡内金组成。该方是李老运用保和丸加宽胸理气之品而成，保和丸属方剂"消法"范畴，陈皮、半夏、茯苓、炒莱菔子、焦山楂、焦神曲、连翘为保和丸组成部分，陈皮、半夏、茯苓为二陈汤的主要组成，具有健脾化痰之功，合连翘清肠胃之热，又能开肠胃之结，又有莱菔子化痰消积，山楂、神曲等健胃消食，加炒鸡内金消积导滞，合炒枳壳、厚朴宽中下气，木香、焦槟榔二药理气导滞，增强了保和丸消积导滞的功效。二诊加入桔梗升提气机，与枳壳、厚朴、槟榔并用，升降相因，以使中焦气机升降恢复正常。诸药并用，消食积，除胃胀，健脾胃，导积滞，起到推陈出新的作用。胃腑宜降宜通，方法得当，故能短期收效。李老善用保和丸，运用灵活，效果显著，有"李保和"之称，从此处看来，实至名归。

二、中焦失和，肝郁气滞证

案例1

赵某，女，45岁，农民，已婚，2013年10月5日初诊。

主诉：胃脘胀闷6年余。患者6年来时常胃胀，进食后加重，纳差，口干，咽部经常发痒，有异物感，怕冷，手出汗，平素易头蒙，背部时有蚁行感，睡眠差，易出现精神情绪失控，易哭，烦躁，甚至狂躁欲跳楼，有时怀疑有人跟踪，欲害自己，大便干，排便不爽，小便正常，舌质暗红，苔白厚腻，舌下脉络纡曲，脉沉弦。中医诊断：①胃胀；②不寐。

辨证：中焦失和，肝郁气滞。

治法：消积化滞，燥湿清热，疏肝理气。

方药：自拟和中消胀汤合酸枣仁汤加减。

处方：陈皮12g，半夏10g，茯苓30g，炒莱菔子10g，焦山楂12g，焦神曲12g，连翘10g，炒杜仲20g，桑寄生20g，炒枳壳12g，厚朴12g，木香12g，焦槟榔15g，酸枣仁25g，川芎10g，茯神20g，夜交藤25g，甘草10g，生姜3片，大枣5枚。7剂，日1剂，水煎取汁500mL，分2次服。

嘱其忌食辛辣刺激及肥甘厚味，饥饱适宜，勿劳累，畅情志。

二诊（2013年10月22日）：服上方后胃胀略减轻，手出汗、口干减轻，舌质淡红，舌体胖大，苔薄黄，脉沉缓。原方中增炒枳壳至15g、夜交藤至30g。7剂。

三诊（2013年10月30日）：服上方胃已不胀，余症均减轻，舌质红，苔薄白，脉沉缓。守上方，加炒鸡内金20g、焦麦芽20g。5剂。

按：本案所患系中焦失和，食积停滞，气机不畅而致胃脘胀满。脾气主升，胃气主降，胃气下降不及则饮食入胃不能传送下行，上则为胀满，下则为便结，此为病之本。患者平素易头蒙，睡眠差，易出现精神情绪失控，易哭，烦躁，甚至狂躁欲跳楼，有时怀疑有人跟踪，欲害自己等精神神志症状，中医认为怪病多有痰作祟，精神情志病多与顽痰有关，此为病之标。胃不和则卧不安，患者长期胃胀，气机逆乱，肝木失于条达，脾胃运化失常，湿聚成痰，痰湿化热，蒙蔽心神，由标致本，标本相互影响，长期如此，故治宜消积化滞、燥湿清热、疏肝气、调理胃肠之法。

本案以李老自拟和中消胀汤消积化滞，燥湿清热，调理胃肠；以酸枣仁汤去知母养肝血，安心神。方中茯苓淡渗健脾；连翘味苦微寒，清胃热、和胃气；炒莱菔子消食理气；炒枳壳、厚朴、木香理胃肠滞气，以复中焦气机之常；合用酸枣仁汤以养血安神，清热除烦；加用夜交藤等以增养心安神之功。诸药合用，积者得散，滞者得消，心神得养，气机调畅，则胀自消，眠自安。二诊患者诸症均有减轻，增用夜交藤及枳壳用量，既增强安神之力，又加强行气除胀之功。三诊患者症状皆减轻，加用炒鸡内金、焦麦芽以增强脾胃运化吸收功能。

案例2

赵某，女，37岁，2014年8月1日初诊。

主诉：胃胀、胃痛7年余。患者7年前无明显诱因出现胃胀、胃痛，饮食后胃胀胃痛加重，夜里醒时自觉泛酸，胃痛严重时放射至左肩胛骨疼痛，平素易生气，不敢进食生冷，自觉腰背酸困，嗳气，眠差，小便调，大便1～2次/日。胃镜检查示：胃底花斑样，可见轻度斑片状充血；胃体黏膜花斑样改变；胃窦黏膜花斑样改变；幽门图开放欠佳。Hp（＋）。胃镜诊断：浅表性胃炎。中医诊断：痞满。西医诊断：浅表性胃炎。

辨证：肝胃不和，乘脾犯胃，健运失司，胃失和降。

治法：燥湿健脾和胃，疏肝理气止痛。

方药：自拟培土荣木汤加减。

处方：陈皮15 g，半夏12 g，茯苓25 g，炒莱菔子10 g，焦山楂10 g，焦神曲15 g，连翘10 g，乌贼骨20 g，川贝母10 g，白及粉10 g（冲服），瓦楞子20 g，川楝子10 g，醋延胡索15 g，青皮20 g，郁金20 g，苍术10 g，厚朴10 g，砂仁10 g（后下），佛手15 g，木香12 g，枳壳12 g，金钱草15 g，黄芩15 g，甘草10 g，生姜3片，大枣5枚。10剂，日1剂，水煎取汁500 mL，分2次服。

二诊（2014年8月13日）：服药后胃胀、胃痛减轻，仍觉腰酸腰痛，月经提前、量少、咖啡色、无血块，小便调，大便次数增多，4次/日，眠差，多梦，舌质淡，苔薄黄，脉沉数。守上方，加当归20 g、炒白芍

20 g、桔梗15 g。14剂。

　　按：本患系久病且饮食失宜，致使肝郁胃滞日久，累及脾，脾气受损，中焦升降失常，故胃脘胀满、疼痛；脾胃受损，食少运迟，脾胃运化无力，故食后症状加重，上泛酸水、嗳气。据此辨证为肝胃不和，胃失和降。治宜燥湿健脾和胃，疏肝理气止痛，方选李老自拟培土荣木汤加减。培土荣木汤由保和丸加当归、白芍、青皮、郁金、枸杞子、炒鸡内金组成。在临床上李老常用于肝炎、胆囊炎、胆结石、肝硬化等疾患。保和丸以健脾和中；苍术、厚朴、陈皮、生姜、大枣以燥湿健脾、行气和胃；川楝子、醋延胡索相须为用，为金铃子散，李老临床常用于治疗肝病胸腹胁肋疼痛者，效果较好，与青皮、郁金、佛手、木香、枳壳合用以疏肝理气、调中除痞；气滞日久，经络必致不畅，故用郁金以行气解郁、活血止痛；乌贼骨、瓦楞子、川贝母、白及以收敛止血、制酸止痛，保护胃黏膜。

　　二诊，患者胃胀、胃痛减轻，但大便次数增多，此仍有脾虚之象，效不更方；月经提前、量少、咖啡色，提示有转为血瘀之象，故加用当归、炒白芍以养血调经、活血祛瘀。诸药相合，使肝疏脾健中和，纳化有常，升降相因，气机条畅，则痞满自消，诸症自愈。

三、肝胃不和，气滞血瘀证

　　田某，女，59岁，2013年9月6日初诊。

　　主诉：胃脘胀满疼痛3个月余。患者平时易生气，于3个月前因情志因素诱发胃脘胀满疼痛不舒，时有疼痛连肋不适。胃镜检查提示：胃角、胃窦、胃底黏膜花斑样改变，十二指肠球部黏膜粗糙、充血水肿。Hp（+）。现症见：胃脘胀满，时有疼痛连及右肋，身困乏力，纳食少，口苦，眠差，夜卧易醒，二便调，舌质暗红，苔薄黄略腻，脉沉弦。中医诊断：痞满。西医诊断：①浅表性胃炎；②十二指肠球炎。

　　辨证：肝胃不和，气滞血瘀。

　　治法：和中消胀，疏肝和胃，利湿解毒化瘀。

方药：保和丸加减。

处方：陈皮10 g，竹茹10 g，茯苓20 g，莱菔子15 g，山楂12 g，神曲12 g，连翘12 g，枳壳15 g，木香10 g，生薏苡仁 30 g，三七粉 6 g（冲服），鸡内金20 g，麦芽20 g，太子参15 g，赤芍15 g，白花蛇舌草25 g，红花20 g，甘草10 g。7剂，日1剂，水煎取汁500 mL，分2次服。

嘱其调畅情志，饮食忌生冷、辛辣之品。

二诊（2013年9月13日）：药后胃胀疼痛缓解，眠增，舌质淡暗，苔白略腻，脉沉弦。效不更方，继守上方，加青皮15 g、郁金20 g。15剂。

三诊（2013年9月30日）：胃胀疼痛已减大半，体力较前增加，纳眠可，二便调，舌质淡红，苔白微腻，脉沉弦。复查胃镜提示：胃角、胃窦、胃底黏膜病变及十二指肠球部炎性病变改善。后用本方坚持调治 40余天，第三次胃镜检查提示胃体病变组织恢复正常，十二指肠球部炎性病变消失。Hp（－）。

按：本病因生气诱发，辨证属肝胃失和、气滞血瘀。长期生气使肝气失于条达，影响脾胃的运化升降功能，遂生湿热，长期湿热，化生瘀毒，故出现胃脘胀满疼痛不舒，胃镜检查异常，气滞血瘀，湿热成毒，治宜和中消胀、疏肝和胃、利湿解毒化瘀。该方中以保和丸健脾助运；加青皮、木香、枳壳疏肝以助气化；三七、赤芍、红花、郁金活血化瘀止痛、疏通胃络；太子参补气健脾以助运化；加用白花蛇舌草、生薏苡仁清热解毒消痈，现代药理研究证实，二药能增强机体免疫功能。上药并用，和中健脾助运，疏理气机，通络止痛，清热化湿，胃腑得通，情志得畅，故痼疾可愈。

四、肝失疏泄，胆汁犯胃，肝胃郁热证

张某，男，40岁，2014年10月22日初诊。

主诉：烧心、泛酸1年。患者1年来自觉烧心、泛酸、呃逆，期间曾在当地县中医院服中药（具体不详）后缓解，停药后上述症状再次加重，继服兰索拉唑，效果差。1周前于我院门诊就诊，服用铝碳酸镁片

后有所好转。现症见：烧心、泛酸、呃逆，面色萎黄，盗汗，纳眠可，小便黄，大便正常，舌质淡红，苔黄厚腻，脉弦滑数。既往有吸烟、饮酒史20年，已戒2年。胃镜检查示：Barrett食管，非萎缩性胃炎，食管息肉。中医诊断：胃痞。西医诊断：胃炎。

辨证：肝失疏泄，胆汁犯胃，肝胃郁热。

治法：健脾和胃，疏肝理气，制酸止痛。

方药：自拟和中消胀汤加减。

处方：陈皮15 g，半夏15 g，竹茹15 g，茯苓30 g，炒莱菔子10 g，焦山楂10 g，焦神曲15 g，连翘15 g，川贝母10 g，白及粉15 g（冲服），乌贼骨20 g，青皮20 g，郁金20 g，瓦楞子20 g，枳壳15 g，厚朴12 g，木香12 g，浮小麦30 g，当归15 g，生白芍20 g，生姜3片，大枣5枚，甘草10 g。14剂，日1剂，水煎取汁500 mL，分2次服。

二诊（2014年11月7日）：服药后，患者烧心、泛酸、呃逆好转；大便溏，平均4～5次/日，伴腹痛，泻后腹痛减轻；时发前胸刺痛，约持续数秒钟即自行缓解，无心慌、胸闷、气短等症；纳眠可，小便可；舌质淡红，苔黄厚，脉弦细。守上方，加炒山药30 g、炒扁豆30 g、赤石脂20 g，增木香至15 g、白及至20 g、乌贼骨至25 g。12剂。

三诊（2014年11月21日）：患者烧心、泛酸明显减轻，大便仍溏，腹痛，前胸疼痛未再发作，舌质淡红，苔黄厚，脉弦细。加用川楝子12 g、延胡索15 g、佩兰20 g、白豆蔻10 g。7剂。

按：胃痞相当于西医中的慢性胃炎（包括浅表性胃炎和萎缩性胃炎）、功能性消化不良、胃下垂等疾病。中医认为胃痞病是指心下痞塞，胸膈满闷，触之无形，按之不痛、望无胀大，且常伴有胸膈满闷，得食则胀，嗳气则舒。多为慢性起病，时轻时重，反复发作，缠绵难愈。发病和加重常与饮食、情绪、起居、冷暖等诱因有关，乃中焦气机阻滞，升降失和而成。如《素问·六元正纪大论》云："太阴所至为积饮否隔。"又如《素问病机气宜保命集》云："脾小能行气于肺胃，结而不散则为痞。"本案系肝失疏泄，胆汁犯胃，肝胃郁热之胃痞。方中保和丸健脾助运、行气散滞；木香、枳壳理气开胃醒脾；川贝母、乌贼骨、白及、瓦楞子敛疡制酸止痛；枳壳重用可调节幽门启闭，使其恢复正常生理状态，乃是李老用药经验；青皮、郁金疏肝利胆。

二诊患者烧心、泛酸、呃逆好转，但出现大便溏泄，故给予加用炒山药、炒扁豆以健脾化湿止泻，赤石脂涩肠止泻；并加重木香、白及、乌贼骨的用量，以增强理气、制酸作用。三诊患者烧心、泛酸明显减轻，大便仍溏且有腹痛，故在二诊基础上加用川楝子、延胡索以行气止痛；加用佩兰、白豆蔻以芳香化湿止泻，理气消胀。诸药共用，和中敛疡、理气健脾助运，佐以疏肝利胆制酸，因此疗效显著。

五、气滞血瘀，胃络失养证

吴某，女，44岁，2014年11月12日初诊。

主诉：自觉胃寒3个月。患者3个月前胃脘部不适，查胃镜示慢性浅表性胃炎伴糜烂，胃息肉；Hp（﹣）。行胃息肉切除术。3个月来自觉胃寒，期间服中药（具体不详）稍有好转，服药后"上火"，口腔溃疡，胃寒饮热食后不缓解，怕冷，四肢不温，纳眠尚可，大小便正常，月经量可、色暗、有血块，经前易烦躁，小腹下坠，舌尖红，苔白腻，左脉弦，右脉沉细。中医诊断：胃胀。西医诊断：慢性浅表性胃炎。

辨证：气滞血瘀，胃络失养。

治法：健脾理气祛瘀。

方药：自拟和中消胀汤合乌贝散加减。

处方：陈皮15 g，半夏12 g，茯苓30 g，炒莱菔子12 g，焦山楂15 g，焦神曲15 g，连翘12 g，厚朴12 g，木香12 g，枳壳12 g，煅龙骨20 g（先煎），煅牡蛎20 g（先煎），当归15 g，白芍15 g，川芎12 g，三七粉6 g（冲服），甘草10 g，川贝母10 g，乌贼骨20 g，白及粉15 g（冲服），生姜3片，大枣5枚。15剂，日1剂，水煎取汁500 mL，分2次服。

同时口服中成药消痰通络丸（院内制剂），6 g/次，3次/日。

二诊（2014年11月24日）：患者胃寒好转，经前烦躁好转，稍食多则胃满，晨起口干苦，四肢不温，腹部发凉，月经量少、颜色正常，睡眠一般，二便调，舌尖红，舌质暗，舌体瘦，苔黄微腻，脉弦。加用荷叶15 g、黄芩15 g、鸡内金20 g、焦麦芽20 g。10剂。

三诊（2014年12月12日）：服上药后胃寒进一步好转，口干、口苦好转，纳食增加，月经正常。

按：李老认为，随着现代生活节奏的加快，精神紧张，饮食不规律，是造成脾胃病发病率越来越高的主要原因。并认为胃寒的主要病因与饮食习惯有关，如饮食不节、嗜食生冷等，久而久之就会造成胃寒。因此治疗时特别强调饮食生活的调养：饮食要规律，定时定量，避免暴饮暴食，少食肥甘厚腻、辛辣刺激之品；平时要注意腹部保暖，避免受凉。本案患者胃寒不适，怕冷，四肢不温，月经色暗、有血块，且胃镜检查显示慢性浅表性胃炎伴糜烂，李老以此辨为气滞血瘀，胃络失养，遂以保和丸加用行气活血之品治之。以保和丸健脾助运，加厚朴、木香、枳壳、当归、白芍、川芎行气活血，加三七、乌贼骨、白及、煅龙骨、煅牡蛎之品护膜止酸敛疡。二诊患者出现食多则胃满、口苦，加用荷叶、黄芩清热利湿，加用鸡内金、焦麦芽增强运化。临证治疗慢性浅表性胃炎伴糜烂患者时，辨证选用护膜止酸中药，对改善患者症状有较好疗效。

第三节　呃　逆

一、肝郁脾虚证

臧某，男，60岁，2013年5月13日初诊。

主诉：呃逆5个月。患者5个月前因大口进食后诱发呃逆频频，胸膈痞满隐痛，泛酸、烧心，口干咽燥，乏力，观其形体瘦，纳少，眠差，大便干，小便黄，舌质暗红，苔薄腻略黄，脉沉弦。平素易生气，嗜酒。中医诊断：呃逆。

辨证：肝郁乘脾，升降失司，胆气上犯。

治法：开郁散滞，和中化痰，润燥化瘀，佐以敛疡。

方药：保和丸合启膈散加减。

处方：沙参20 g，丹参20 g，川贝母10 g，茯苓20 g，郁金20 g，砂仁10 g（后下），荷叶10 g，枳壳12 g，石斛20 g，乌贼骨20 g，陈皮10 g，竹茹10 g，半夏10 g，莱菔子10 g，山楂12 g，神曲10 g，连翘10 g，甘草10 g。7剂，日1剂，水煎取汁500 mL，分2次服。

嘱其戒烟酒、辛辣厚味。

二诊（2013年5月20日）：胸膈痞满隐痛，泛酸、烧心，呃逆，大便干缓解，舌质红，苔薄黄，脉沉弦略滑。继守上方，枳壳增至15 g，加白芍20 g。 7剂。

三诊（2013年5月27日）：已无饭前、饭后呃逆频作，胸膈痞满消失，仍有泛酸、烧心，纳眠可，二便调，舌质淡红，苔薄白微黄，脉沉弦。守上方，加青皮20 g、煅瓦楞子20 g。继服10剂以观后效。

四诊（2013年6月7日）：泛酸、烧心等症状消失，纳眠可，二便调，舌质淡红，苔薄白，脉沉弦。嘱其经常服用保和丸以巩固疗效。

按：中医学认为，胃与脾互为表里、同主运化，脾胃的运化又与肝之疏泄密切相关。该患者平素因心情不好，饮酒日久，肝失条达，疏泄失常，气结而津液不能输布，反聚为痰浊，阻于中焦蕴聚化热，运化升降失司，痰浊被胃热蒸腾上逆，故见呃逆。启膈散出自《医学心悟》，功用润燥解郁，化痰降逆。该患者大口进食后诱发呃逆频频，胸膈痞满隐痛，泛酸烧心，口干咽燥，乏力，形体瘦，纳少，眠差，大便干，小便黄，舌质暗红，苔薄腻略黄，脉沉弦滑，一派肝郁乘脾，气逆阴伤之象，遂以保和丸合启膈散加减，以开郁散滞、和中化痰、润燥化瘀、化痰敛疡。方中沙参、石斛、竹茹、荷叶清胃滋燥；川贝母解郁化痰浊；青皮、郁金、白芍行气开郁，祛瘀散结，疏肝利胆；砂仁行气畅中，和胃止呕；枳壳行气，调节幽门启闭功能；丹参活血化瘀，以助散结；乌贼骨、煅瓦楞子止酸敛疡。药证相合，随症治之，故疗效确切。

二、肝胃湿热，气机不畅证

张某，女，70岁，新郑市人，2014年10月20日初诊。

主诉：恶心呕吐1个月余。患者1个月前药物中毒，继而出现恶心呕吐，进食后胃脘部胀满疼痛，呃逆，口淡，纳呆，偶眠差，全身乏力，大小便尚可，舌质暗，苔黄腻，舌下静脉有瘀点，右脉沉细弦，左脉沉细缓。中医诊断：①呃逆；②呕吐。

辨证：肝胃湿热，气机不畅。

治法：疏肝和胃，清热利湿。

方药：保和丸加减。

处方：陈皮15 g，半夏10 g，茯苓20 g，炒莱菔子12 g，焦山楂15 g，焦神曲15 g，连翘15 g，川楝子10 g，醋延胡索12 g，川贝母10 g，乌贼骨20 g，瓦楞子20 g，木香10 g，当归15 g，厚朴12 g，砂仁10 g（后下），甘草10 g。7剂，日1剂，水煎取汁500 mL，分2次服。

二诊（2014年10月27日）：服药后，胃脘部胀满缓解，食后胃脘已不痛，呃逆缓解，仍偶发，口中臭秽，眠浅，凌晨易醒，大便尚可，舌尖红。守上方，易半夏为姜半夏15 g，加肉苁蓉20 g、黑芝麻20 g、郁金20 g、枳壳15 g。7剂。3个月后随访，患者痊愈。

按：中毒后引起的呕吐、呃逆，在临床中少有见到，李老不拘于中医的证型局限，从肝胃湿热来立法，方以保和丸加川楝子、醋延胡索以止痛，川贝母、乌贼骨、瓦楞子以清热化痰、疏肝和胃，木香、当归、厚朴、砂仁清热利湿。诊治得当，二诊加姜半夏以止呕，合郁金化痰以治眠浅、凌晨易醒，肉苁蓉、黑芝麻、郁金、枳壳行气化湿以疗湿热瘀阻中焦。

第四节　泄　泻

脾虚湿滞证

王某，男，46岁，2014年8月15日初诊。

主诉：腹泻3年余。患者3年前过食生冷后出现腹泻，而后进食寒凉或饮酒后即出现腹泻，平素饮食后腹部隐痛，纳食欠佳，眠可，小便调，大便溏，1～3次/日，舌质红，苔薄白，脉沉。中医诊断：泄泻。西医诊断：肠炎。

辨证：脾虚湿滞。

治法：健脾理气，化湿止泻。

方药：保和丸加减。

处方：陈皮15 g，半夏15 g，竹茹15 g，茯苓30 g，炒莱菔子10 g，焦山楂15 g，焦神曲15 g，连翘12 g，木香12 g，枳壳15 g，鸡内金20 g，青皮20 g，郁金20 g，炒山药20 g，炒扁豆20 g，枳椇子15 g，葛根20 g，甘草10 g，生姜3片，大枣5枚。10剂，日1剂，水煎取汁500 mL，分2次服。

二诊（2014年8月29日）：患者诉大便次数较前减少，纳可，小便调，舌质红，苔薄白，脉沉缓。守上方，加炒白术15 g。14剂。

按：泄泻是以脾病湿盛为根本病机的一种常见脾胃病，一年四季均可发生，但以夏、秋季节较多见，可见于西医的多种疾病，如急慢性肠炎、肠易激综合征、吸收不良综合征等。该患者起初由于过食生冷，损伤脾胃，脾胃虚弱，水湿内盛则致泄泻。现症见食后腹部隐痛，纳差，便溏，舌质红，苔薄白，脉沉。根据脉症，辨证为脾气虚弱，湿滞胃肠。《景岳全书·泄泻》中指出："若饮食失节，起居不时，以致脾胃受伤，则水反为湿，谷反为滞，精华之气不能输化，乃至合污下降，而泻痢作矣。"泄泻的治疗大法为运脾化湿。择方保和丸加减。保和丸健脾和胃、利湿止泻，加用炒山药、炒扁豆、葛根以加强补脾升阳止泻之效，木香、枳壳、鸡内金、青皮、郁金以行气止痛，枳椇子以清热利湿。诸药共奏健脾理气、化湿止泻、调理脾胃、培土胜湿之功。

第五节　痢　疾

气血两虚，中焦失和，脾肾阳虚证

王某，男，39岁，2013年8月13日初诊。

主诉：间断性腹泻3年余。患者3年来腹泻时好时坏，腹痛即泄，大便带血，呈红色，口干，面无血色，双腿酸困无力，眠差，常因腹痛腹泻起夜3～4次，白天平均腹泻5次，左小腿夜晚睡觉时酸困，曾有抽筋现象，纳可，小便可，舌质淡，苔白，脉沉弦细。曾在郑州大学第一附属医院做结肠镜检查示：溃疡性结肠炎。中医诊断：痢疾。西医诊断：溃疡性结肠炎。

辨证：气血两虚，中焦失和，脾肾阳虚。

治法：益气养血，温补脾肾。

方药：保和丸合桃花汤、乌贝散加减。

处方：茯苓 30 g，焦山楂20 g，半夏10 g，炒莱菔子15 g，连翘20 g，焦神曲10 g，陈皮12 g，当归15 g，白芍20 g，川芎12 g，太子参20 g，麦冬15 g，五味子15 g，煅瓦楞子20 g，白及粉10 g（冲服），川贝母10 g，乌贼骨20 g，黄芪15 g，赤石脂20 g，干姜15 g，粳米30 g，甘草6 g，生姜3片，大枣5枚。20剂，日1剂，水煎取汁500 mL，分2次服。

二诊（2013年9月8日）：服上方后，腹痛减轻，腹泻次数减少，便血减少，口干减轻，余症如前，舌质淡，苔白略腻，脉沉弦。继以原方加太子参至25 g，赤石脂至25 g，以增益气生津、涩肠敛血之功。14剂。

三诊（2013年9月25日）：服前方后，口干症状完全消失，自诉身体较前有力，偶有腹痛腹泻，基本痊愈。继续守上方巩固治疗。

按：本案系气血两虚，中焦失和，脾肾阳虚之溃疡性结肠炎，属中医"痢疾"范畴。方选保和丸健脾助运，和中化湿。但下利较甚，保和丸健运有余，止泻不及，久泻气血亏虚，故合桃花汤温中涩肠固脱。方中赤石脂入下焦血分而固脱，《本草汇言》言其"渗停水，去湿气，敛疮口，固滑脱，止泻痢肠澼，禁崩中淋带"。干姜辛温、暖下焦气分而补虚，粳米甘温佐赤石脂、干姜而润肠胃。患者口干、小腿抽筋是阴津耗伤的表现，方选生脉散以益气养阴生津，方中太子参性偏寒，善滋阴而不助火。面无血色是血虚的表现，方选四物汤，去地黄以养血活血而无伤脾之虞（地黄性寒，滋腻碍滞脾胃）。久泻便血，当选乌贝散（乌贼骨、川贝母）敛疡之痛，加白及粉护膜止血。煅瓦楞子助乌贼骨收敛止酸，有止痛止血之功，现代药理研究证实二者具有保护胃肠黏膜的功效。辨证准确，选方精妙，用药得当，故能使经年顽疾，月余而愈。

第六节　便　秘

一、湿热中阻，阳虚便秘

高某，女，22岁，2013年8月10日初诊。

主诉：便秘3年余。患者平素大便干，排便困难，2日一行，易"上火"，夜间常发热（37.5～38℃），冬天时双手脚冰凉、怕冷，纳可，小便可，背部易出疖，本次月经推迟11天，色深红、量少，舌质暗红，苔中后部黄腻，脉沉弦数。中医诊断：便秘。

辨证：湿热中阻，阳虚便秘。

治法：清热除湿，助阳通便。

方药：保和丸合济川煎加减。

处方：茯苓30 g，焦山楂20 g，半夏10 g，炒莱菔子15 g，连翘20 g，焦神曲10 g，陈皮12 g，当归15 g，肉苁蓉25 g，黑芝麻25 g，怀牛膝25 g，升麻10 g，炒枳壳10 g，木香10 g，甘草6 g。14剂，日1剂，水煎取汁500 mL，分2次服。

二诊（2013年8月24日）：服上方后，自诉排便顺畅，服药期间未再出现"上火"，余症如前，舌质暗，苔中后部黄略腻，脉沉弦。继以原方加柏子仁20 g、酸枣仁20 g，以增润肠通便之功。14剂。

三诊（2013年9月10日）：服前方后，便秘症状完全消失，未再出现"上火"，月经量增多，怕冷症状减轻。基本痊愈。继续守上方巩固治疗。

按：本案系湿热中阻，阳虚便秘。乃由于湿热中阻，损伤脾胃，胃降不及，大肠传化不及，加之肾阳虚弱，温化无权，而导致便秘。湿热蕴结，患者热势绵绵，易"上火"、生疖、舌苔黄厚腻。肾阳不足，阳虚则寒，出现冬天时双手脚冰凉、怕冷等症状。方选保和丸健脾助运，消食导滞。方中连翘清热散结，故加大用量以开热结；炒莱菔子下气化痰、消食导滞以引气下行；茯苓健脾化湿，半夏健脾燥湿，使湿无所留。济川煎善于治疗阳虚便秘，张景岳称此方是"用通于补之剂"。方中肉苁蓉温肾益精，润燥滑肠；怀牛膝补肾强腰，其性下降；炒枳壳宽肠下气；少加升麻以升清阳，使清升而浊降。李老善用黑芝麻与肉苁蓉相配治疗便秘，因黑芝麻色黑入肾经，富含油脂，润肠力佳。当归养血和血，辛润通便。因种子类药物富含油脂，润肠通便力强，二诊加柏子仁、酸枣仁，以增润肠通便之力。

二、气虚血亏证

祝某，女，42岁。

主诉：大便排出不畅10年。患者10年前生育后即经常出现大便排出不畅，有时稍干，有时并不干结，但排出困难。曾到县、市、省多家医院检查求治，除诊断乙状结肠稍有冗长外，未发现阳性体征。服促胃肠动力药或多种泻下药，有时有效，有时反加重。每当排便时异常用力，才可排出少量大便且气喘不止、头晕心悸。现症：面色萎黄，消瘦，动作缓慢，口干口苦，舌质淡，苔薄，脉细沉。中医诊断：便秘。西医诊断：乙状结肠冗长症。

辨证：气虚血亏，肠道失润，升降失和。

治法：益气养血，调理中焦。

方药：自拟培土燮理汤加减。

处方：陈皮10 g，半夏10 g，茯苓20 g，炒莱菔子15 g，焦山楂15 g，焦神曲12 g，连翘10 g，党参15 g，白术12 g，桃仁10 g，当归15 g，肉苁蓉6 g，制何首乌15 g，炙甘草6 g，大枣5枚。15剂，日1剂，水煎取汁500 mL，分2次服。

二诊：排便明显顺畅，无临厕努挣，面色亦较前红润。效不更方，继续服用15剂，排便基本正常。

按：此患者大便排出不畅10年，当属久秘。便秘虽属大肠传导功能失常所致，但久秘必与气虚气滞血虚有关。因气虚气滞则大肠传送无力；血虚则津枯不能荣润肠道，无水行舟而秘结。究其原因，一则忧愁思虑过度，情志不舒，或久坐不动，使气机郁滞，不能畅达，通降失常而秘结；抑或劳倦、饮食内伤，或病后、产后、年老体虚之人，气血两亏而便秘。其症状为虽有便意，便质多正常或仅稍有干结，努挣乏力，汗出，神疲气怯，头晕目眩，心悸，舌苔薄，脉虚细。其治疗当调理气机，益气养血。虚者补之，滞者行之，以增加肠道推动之力；血虚当补血活血，使肠道得润，即增水行舟之法。但气为血帅，血为气母，气病必及血，血病也必及气，故理气与调血不能截然分开，而当并行，即以调和气血为基本大法，只是偏重于气分或血分而已。但气血失衡并不一定会致秘，只有其引起肠内传导、升降功能失常才可秘结，而秘结反过来又加重肠内传导升降功能的进一步失常，两者互为因果。又便秘不通必致瘀热内生，治当消积清热和润养气血并行。

　　以培土燮理汤加减治之。该方中保和丸可调整脾胃功能，使其充分消化吸收各类营养，也包括充分吸收药物本身，以使药物更好地发挥疗效。党参、白术补气健脾；桃仁、当归、肉苁蓉、制何首乌补血活血、润肠通便；大枣、炙甘草健脾和中。全方可使化源充足、正气得复、精血得生、瘀结得除，则秘结自可消失。

第七节　胃　缓

湿热中阻，中气下陷证

　　季某，女，38岁，2013年2月27日初诊。

　　主诉：口臭、胃脘胀满6年。患者6年前因操劳过度、多思多虑，出现清晨口臭明显，夜间胃胀较甚，伴口苦、口干、饮不解渴，时有便秘，症状逐渐加重。现症见：胃脘部胀满，口苦、口臭、口干、饮不解渴，形体消瘦，时有便秘，小便正常，舌质暗，苔白，脉沉弦滑。上消化道钡餐透视示：胃下极位于髂嵴下3 cm。中医诊断：胃缓。西医诊断：胃下垂。

　　辨证：中气下陷，脾胃失运，湿热中阻。

　　治法：补中益气，和胃消食。

　　方药：加味补中益气汤加减。

　　处方：太子参20 g，黄芪20 g，山药20 g，炒枳壳20 g，煅龙骨20 g（先煎），煅牡蛎20 g（先煎），茯苓20 g，焦山楂20 g，白术15 g，当归15 g，白芍15 g，地榆15 g，炒莱菔子15 g，陈皮12 g，升麻10 g，柴胡10 g，半夏10 g，连翘10 g，焦神曲10 g，木香10 g，甘草6 g。14剂，日1剂，水煎取汁500 mL，分2次服。

　　二诊（2013年3月13日）：服上方后，口臭、口苦、口干、渴饮明显减轻，胃脘胀满呈间断发作，口黏，大便调。形体消瘦，舌质暗，苔白，脉沉弦滑。此气虚下陷及湿热中阻之象均有所改善，故去原方中辛温之木香，加黄连6g以增清化湿热之功。14剂。

三诊（2013年3月27日）：服前方后，口臭、口干苦黏、渴饮消失，夜间胃脘胀满偶有发作，大便调，体重有所增加，舌质暗，苔白，脉沉弦滑。守前方加减治疗1个月余，诸症消失，痊愈。

按：本案系中气下陷，脾胃失运，湿热中阻之胃缓，乃由于思虑操劳太过，损伤脾胃，致中气亏虚，久之气虚下陷，摄纳无力，升举无能，故见胃腑下垂；脾虚失运，升降失常，湿热中阻，则胃脘胀满，夜间尤甚，口臭，口干苦黏；运化失职，津液不布，则饮不解渴、便秘；舌质暗、苔白、脉沉弦滑，为气虚湿阻、久病多瘀之征。加味补中益气汤为李老自拟方，组成为补中益气汤加山药、炒枳壳、煅龙牡、白芍、地榆，功用为补中益气、举陷摄纳。合保和丸健胃消食助运、化解湿热。加木香行肠胃之滞气。白芍缓急止痛，可缓解平滑肌痉挛；炒枳壳行气散结消痞，可增强胃肠道平滑肌收缩功能。白芍配枳壳，一缩一缓，进而促进胃肠平滑肌蠕动。山药益气健脾固摄。煅龙牡收敛固摄。

本案口臭并非胃火炽盛之实证，故治疗采用补虚升陷助运以降浊，此辨治思路独特，理法方药丝丝入扣，故获良效。

第五章　肝胆病案

第一节　胁　痛

一、湿热蕴脾，肝胆气滞证

郑某，女，70岁，2013年10月10日初诊。

主诉：双侧胁肋部疼痛1年，加重半月余。既往有胆囊炎病史。患者1年来双侧胁肋部疼痛反复发作，呈胀痛，口苦，平素厌油腻，牙痛，欲饮食，但食后胃中胀满，腰部酸痛，大便时干时稀，小便可，急躁易怒。舌质红，舌体胖、边有齿痕，舌中后部苔黄厚腻，双脉沉弦滑。中医诊断：胁痛。西医诊断：胆囊炎。

辨证：中焦失和，湿热内蕴，熏蒸肝胆，肝郁气滞，瘀血阻络。

治法：健运脾胃，清热化湿，疏肝利胆，活血通络。

方药：自拟和中利胆汤合茵陈蒿汤加减。

处方：陈皮10 g，半夏10 g，茯苓20 g，炒莱菔子10 g，焦山楂15 g，焦神曲12 g，连翘12 g，厚朴10 g，茵陈20 g，栀子10 g，黄芩10 g，当归15 g，白芍15 g，炒枳壳10 g，木香10 g，甘草10 g，生姜3片，大枣5枚。7剂，日1剂，水煎取汁500 mL，分2次服。

嘱其忌食辛辣刺激及肥甘厚味，饥饱适宜，勿劳累，畅情志。

二诊（2013年10月20日）：服上方后两胁疼痛消失，现症：纳食增多，胃胀减轻，腰部酸痛减轻，大便稀，舌质暗，苔黄腻，脉弦数。守上方，加白术15 g。7剂。

按：本案所患系中焦失和，湿热内蕴，熏蒸肝胆，肝郁气滞，瘀血阻络之胁痛。李老认为肝胆相表里，功能相互影响，若肝胆郁滞，则易导致脘满纳差，中焦失和易致肝胆疏泄失常。和中利胆汤是李老在保和丸的基础上化裁而成，由陈皮、半夏、茯苓、炒莱菔子、焦山楂、焦神曲、连翘、柴胡、白芍、炒枳实、川楝子、醋延胡索、金钱草、甘草组成。方中保和丸健脾和中以资化源，用四逆散（柴胡、白芍、炒枳实、甘草）以疏肝理气解郁。本案加用茵陈蒿汤以清利肝胆湿热。由于患者大便时干时稀的病机是肝郁脾虚，故将茵陈蒿汤中大黄去掉，以防寒凉伤脾。合用黄芩、连翘清热利湿，当归、白芍活血化瘀止痛。二诊患者大便仍稀，加用白术以健脾燥湿止泻。诸药并用，共收健运脾胃、清热化湿、疏肝利胆、活血通络之功。此案辨证准确，用药恰当，故能使经年顽疾向愈。

二、肝胆失于疏泄，少阳枢机不利证

陈某，男，14岁，2014年11月3日初诊。

主诉：发现胆囊炎2周。患者2周前突发腹痛，诊断为胆囊炎，给予输液治疗后好转，昨天中午进食油腻后右腹疼痛，持续2小时，服药后好转（具体不详），纳眠可，大小便正常。既往无特殊病史，行消化系统彩超未见明显异常，排除阑尾炎。舌尖红，舌体大，苔白中后黄，脉沉弦细。消化系统彩超示：轻度脂肪肝，胆囊壁稍厚。中医诊断：胁痛。西医诊断：胆囊炎。

辨证：肝胆失于疏泄，少阳枢机不利。

治法：疏肝解郁，和解少阳。

方药：逍遥散合自拟和中消胀汤加减。

处方：当归15 g，生白芍20 g，川芎12 g，熟地黄10 g，陈皮12 g，半夏12 g，茯苓30 g，炒莱菔子10 g，焦山楂15 g，焦神曲15 g，连翘12 g，枳壳15 g，厚朴12 g，木香12 g，焦槟榔15 g，黄芩15 g，川楝子12 g，延胡索15 g，甘草10 g，生姜3片，大枣5枚。10剂，日1剂，水煎取汁500 mL，分2次服。

二诊（2014年11月21日）：患者腹痛、鼻塞，昨晚流鼻血、鼻干，纳眠可，二便调，舌质淡红，舌体胖大，苔白、中后部略黄腻，脉沉弦细。守上方，加竹茹15 g、香附12 g、荷叶12 g、白及粉10 g（冲服）、白茅根20 g、青皮20 g、郁金20 g、芦根20 g。14剂。

三诊（2014年12月5日）：患者腹痛减轻，活动量大后仍有腹痛，服药后大便稀，余无不适。守上方，加紫苏12 g。10剂。

按：胆囊炎在中医上属于"胁痛"范畴，主要由情志不遂、跌仆损伤、饮食所伤、外感湿热、劳欲久病等多种因素所导致，致使肝络失和，不通则痛，不荣则痛。患者2周前诊断为胆囊炎，现进食油腻食物诱发胆囊炎发作，出现右腹疼痛。患者不能进食油腻食物、舌尖红、舌体大、苔白中后黄、脉沉弦细，属于湿热熏蒸肝胆，导致少阳枢机不利，脾胃运化失常。《素问·缪刺论》中言："邪客于足少阳之络，令人胁痛不得息。"本案辨证为湿热蕴结，肝失疏泄，气机郁滞，脉络不和。治以疏肝和络，清热利湿，理气止痛。遂以保和丸加减治疗，方中以当归、生白芍、川芎、熟地黄养血和络，以木香、焦槟榔、枳壳、厚朴行气化滞，以黄芩、连翘清利肝胆湿热，以金铃子散（川楝子、延胡索）疏肝泻热，理气止痛。二诊患者服药后鼻干、流鼻血，遂在上方基础上加用白茅根、芦根清热养阴，郁金、白及凉血止血。诸药并用，共收疏肝利胆、健运脾胃、清热利湿、养血和络之功。此案辨证准确，用药恰当，故能使腹痛向愈。

三、正气不足，毒瘀扰肝证

余某，男，30岁，2014年11月17日初诊。

主诉：右胁部疼痛不适2个月。患者2个月前出现右胁部疼痛不适，服中药后疼痛未见明显缓解。现时有后背疼痛，喜按，昨日肝区部位有压痛，持续2～3分钟缓解，怕冷，余未见明显异常。既往有乙肝病史20余年，面色晦暗少华，舌质红，边有齿痕，苔薄白，脉沉弦细。中医诊断：胁痛。西医诊断：乙肝。

辨证：正气不足，毒瘀扰肝。

治法：行气活血化瘀，清热利湿解毒。

方药：自拟培土荣木汤加减。

处方：陈皮15 g，半夏15 g，茯苓30 g，炒莱菔子10 g，焦山楂15 g，焦神曲15 g，连翘12 g，青皮20 g，郁金20 g，当归15 g，生白芍20 g，栀子20 g，川楝子12 g，延胡索15 g，丹参20 g，赤芍20 g，枳壳15 g，木香15 g，香附15 g，半枝莲20 g，土茯苓20 g，板蓝根20 g，白花蛇舌草20 g，灵芝10 g，太子参15 g，麦冬15 g，五味子15 g，甘草10 g。7剂，日1剂，水煎取汁500 mL，分2次服。

同时口服中成药参琥胶囊（院内制剂）3瓶，6粒/次，3次/日。

二诊（2014年12月1日）：服药后患者后背疼痛消失，右胁部疼痛好转，肝区无压痛，怕冷好转，面色较前明亮，精神状态改善，纳眠可，小便可，大便不成形，次数正常，舌质红，苔白，齿痕减退，脉沉弦。继服上方。

三诊（2014年12月14日）：服药后患者胁痛基本痊愈，舌质红，苔薄白。守上方，增麦冬至20 g、五味子至18 g。8剂。

按：中药治疗慢性肝炎，多从湿热郁结、肝郁脾虚、气滞血瘀、肝肾阴虚等分型论治。但本病病机复杂，正虚邪实同时存在，鲜有单纯属某一证型者。在病程不同阶段，邪正有主次之分，轻重缓急之异。在治疗过程中必须抓住正虚与邪实间的微妙变化，权衡孰主孰次，孰进孰退，并参考现代实验室检查，祛邪扶正并举。本案患者李老辨为正气不足，毒瘀扰肝，以自拟培土荣木汤加减治疗，效果较好。该方以保和丸为基础，加以当归、丹参、郁金、栀子、赤白芍、半枝莲、土茯苓、板蓝根、白花蛇舌草等药活血利湿解毒，用青皮、川楝子、延胡索、枳壳、木香、香附等理气止痛，用灵芝、太子参、麦冬、五味子、甘草等药益气养阴扶正。全方以行气活血化瘀、清热利湿解毒为主，益气养阴为辅，主次分明，故服药后诸症悉减，胁痛基本痊愈。慢性肝炎患者，病情复杂，容易反复，需长期服药巩固。

第二节　臌　胀

肝郁脾虚，水湿内停证

王某，男，43岁，2012年12月17日初诊。

主诉：右胁疼痛3年，腹大胀满3个月。患者3年前出现右胁疼痛，未予重视，3个月前又出现腹大胀满，屡用利水诸法不效。就诊时见：腹大如鼓，按之如囊裹水，脘腹痞满，面浮肢肿，右胁胀痛，尿少便溏，舌苔白腻，脉沉无力。消化系统彩超示：慢性肝炎、肝硬化腹水。中医诊断：臌胀。西医诊断：①慢性肝炎；②肝硬化腹水。

辨证：脾虚肝郁，水湿内停。

治法：健脾和胃，疏肝理气，活血利水。

方药：自拟培土荣木汤加减。

处方：陈皮12 g，半夏12 g，茯苓30 g，炒莱菔子15 g，焦神曲12 g，白芍12 g，青皮12 g，郁金15 g，党参15 g，白术15 g，猪苓30 g，泽泻15 g，车前子30 g（包煎），砂仁10 g（后下）。15剂，日1剂，水煎取汁500 mL，分2次服。

二诊（2013年1月2日）：胁痛消失，腹水明显消退。效不更方，守上方继续服用15剂，腹水消退，诸症随之而减。后减利水剂用量，以疏肝健脾之法，做丸善后。随访病情稳定。

按：在我国医学发展早期就有对臌胀的认识，正如《灵枢·水胀》："鼓胀何如？岐伯曰：腹胀，身皆大，大与肤胀等也，色苍黄，腹筋起，此其候也。"在《素问·腹中论》中对其治法和预后已做了相当详细的介绍："黄帝问曰：有病心腹满，旦食则不能暮食，此为何病？岐伯对曰：名为臌胀……治之以鸡矢醴，一剂知，二剂已。帝曰：其时有复发者，何也？岐伯曰：此饮食不节，故时有病也。虽然其病且已时，故当病，气聚于腹也。"然而由于受历史条件的限制，古代中医对臌胀的认识有一定的局限性。时至今日，医学的快速发展使得现代医学对臌胀有了较为深入的认识，李老借助于现代医学的认识和多年临证经验，创立了培土荣木汤。

培土荣木汤由保和丸加当归、白芍、青皮、郁金、枸杞子、炒鸡内金组成。主治肝炎、胆囊炎、胆结石、肝硬化等疾患。胁肋胀痛明显者，加柴胡、枳壳、川楝子、延胡索、甘草等疏肝理气止痛；湿热蕴结，目黄身黄者，加茵陈、虎杖、赤小豆等清热利湿；胆结石者，加金钱草、黄芩、柴胡、枳壳等利胆排石；肝硬化腹水者，加白术、猪苓、泽泻、车前子等利水消肿。本病乃肝、脾、肾受损，气、血、水互结所致，邪实而正虚，故治疗在行气、活血、利水的基础上，须配合扶正药物。"见肝之病，知肝传脾，当先实脾"，李老以培土荣木汤治疗该病，一则健脾和胃，扶助正气；二则疏肝理气，养阴柔肝，肝脾同治，培土荣木；用党参、白术、茯苓、猪苓、泽泻、车前子、砂仁等药健脾利水，标本共治，用药切中病机，故能克顽疾，获殊效。

第六章　肾系病案

第一节　水　肿

一、脾阳虚损，土不制水证

乔某，男，40岁，2013年5月17日初诊。

主诉：全身水肿10个月。10个月前于发热、咽痛后始出现全身高度水肿，查24小时尿蛋白定量6.56 g，诊断为慢性肾小球肾炎肾病型。曾在外院用大量西药治疗近9个月，未能见效。现见全身水肿，腰以下为甚，按之凹陷不易恢复，脘腹胀闷，纳减乏力，面色无华，神疲少尿，舌质淡，苔白滑，脉沉弱。中医诊断：水肿。西医诊断：慢性肾小球肾炎肾病型。

辨证：脾阳虚损，土不制水。

治法：温阳健脾，利水消肿。

方药：自拟培土制水汤加减。

处方：陈皮12 g，半夏12 g，茯苓30 g，炒莱菔子15 g，焦神曲12 g，黄芪30 g，党参15 g，白术15 g，猪苓30 g，泽泻15 g，车前子30 g（包煎），砂仁10 g（后下），肉桂6 g。20剂，日1剂，水煎取汁500 mL，分2次服。

二诊（2013年6月7日）：服药3周后，水肿减退，纳食渐增，但见舌质偏暗。加益母草30 g、丹参20 g、路路通15 g。以上方调治半年，症状消失，尿检正常。

　　按：根据患者脘腹胀闷、纳减乏力、面色无华、神疲少尿、舌质淡、苔白滑、脉沉弱，辨证为脾阳虚损，土不制水之水肿。脾阳虚损，体内水液运化代谢失常，水液蓄积皮下发为水肿。《景岳全书·杂证谟·肿胀》云："凡水肿，乃脾肺肾三脏相干之病。盖水为至阴，故其本在肾，水化于气，故其标在肺，水唯畏土，故其制在脾。"李老鉴于此论创制了保和丸化裁方（培土制水汤）。培土制水汤由保和丸加黄芪、白术、猪苓、泽泻、车前子、炒鸡内金组成，临床常用于慢性肾病水肿、少尿等。阳虚甚者，加仙茅、淫羊藿、肉桂、菟丝子等；恶心呕吐者，加竹茹、枳实、大黄。《素问·至真要大论》云："诸湿肿满，皆属于脾。"本案采用培土制水汤加减治疗，其中五苓散取脾旺清升，培土制水，阳运阴消之意，古方今用，切中病机。二诊，患者水肿减轻，另因水蓄可病血，血结亦病水，故李老又在原方基础上加用丹参、益母草等活血通络药物以祛瘀利水，水瘀同治，路路通以利水除湿，故有桴鼓之效。

二、脾肾阳虚，痰瘀内阻证

　　韩某，女，27岁，2013年9月2日初诊。

　　主诉：眼睑、面部口唇水肿伴腹胀、畏寒2个月。患者自诉于2个月前不明原因出现乏力、畏寒、纳少、月经量多，同时出现眼睑、面部口唇肿胀，上眼睑有下垂感，痰多，腹胀，便秘，记忆力减退，舌质淡，舌体胖，苔白腻，脉沉细兼滑。中医诊断：水肿。西医诊断：甲状腺功能减退症。

　　辨证：脾肾阳虚，痰瘀内阻。

　　治法：补脾益肾，祛痰逐瘀。

　　方药：保和丸加减。

　　处方：焦山楂12 g，神曲12 g，炒莱菔子15 g，陈皮10 g，半夏10 g，茯苓20 g，连翘12 g，丹参20 g，当归10 g，巴戟天15 g，淫羊藿15 g，枸杞子20 g，太子参15 g，车前子20 g（包煎）。12剂，日1剂，水煎取汁500 mL，分2次服。

二诊（2013年9月16日）：水肿消退，纳可，二便调，但乏力、痰多。加黄芪12 g，增半夏至15 g、连翘至15 g。12剂。

三诊（2013年9月30日）：痰减、畏寒。上方中增巴戟天至20 g、淫羊藿至20 g。12剂。

四诊（2013年10月14日）：查TSH（促甲状腺激素）25 mU/L，FT_3（游离三碘甲状腺原氨酸）、FT_4（游离甲状腺素）均正常。守前方，加川贝母10 g。12剂。

五诊（2013年10月25日）：诸症基本消退，随症加炒鸡内金、焦麦芽等服用2个月，复查TSH 2.5 mU/L，MRI示垂体大小正常。患者要求继续巩固治疗，遂以上方为主，再予16剂，病情平稳，诸症未见反复。

按：现代医学认为甲状腺功能减退引起的水肿是由各种原因导致的低甲状腺激素血症或是甲状腺激素抵抗而引起的全身性的低代谢综合征，其病理特点是黏多糖在组织和皮肤堆积表现为黏液性水肿。黏液性水肿是非凹陷性水肿，由于组织液中蛋白的含量比较高导致。沈金鳌在《杂病源流犀烛》中说："痰之为物，流动不测，故其为害，上至颠顶，下至涌泉，随气升降，周身内外皆到，五脏六腑俱有。"李老认为其在清窍可成痰结，在躯体四肢可为溢饮，治疗当以温化为法，然而，"脾恶湿，得水则胀"（《诸病源候论》），脾内积有痰饮，复与血结，温化难以奏效，务必调理整个脏腑。其实，"若脾复健运之常，而痰自化矣"（《医方集解》），方投保和丸目的在此。加丹参、当归意在活血，"去宛陈莝"；车前子淡渗利水，巴戟天、枸杞子、淫羊藿补益脾肾，太子参补益脾肺之气。本方遵水肿"其本在肾""其制在脾""其标在肺"之旨，故疗效显著。

三、湿热下迫，热伤脉络证

石某，男，42岁，2013年12月4日初诊。

主诉：双下肢水肿20天。20天前无明显诱因出现双下肢水肿，皮肤发干掉皮，纳眠可，面色发暗，小便量少色黄，大便调。舌尖红，舌质淡，苔薄黄，脉沉弦。尿隐血阳性，尿蛋白（++）。中医诊断：水肿。

辨证：湿热下迫，热伤脉络。

治法：清热利湿，活血化瘀。

方药：五苓散加减。

处方：桂枝6 g，猪苓20 g，茯苓35 g，生白术15 g，泽泻20 g，瞿麦20 g，血余炭6 g，萹蓄20 g，黄芩15 g，生栀子10 g，黄柏10 g，车前子20 g（包煎），枸杞子20 g，山茱萸20 g，萆薢20 g，忍冬藤20 g，徐长卿20 g，白茅根20 g，三七粉6 g（冲服），赤芍20 g，生地黄10 g，竹叶15 g，甘草10 g，生姜3片，大枣5枚。10剂，日1剂，水煎取汁250 mL，分2次服。

二诊（2013年12月16日）：服药后双下肢水肿减轻，皮肤状态好转，复查尿常规正常。嘱再服10剂，忌酒，低盐饮食。

以上方随症加减治疗2个月，患者水肿已无，面色转华。随访1年未见复发。

按：治疗水肿病，一般认为"腰以上肿，当发其汗；腰以下肿，当利其小便"。使潴留在体内的水液从小便和汗液因势利导向外排泄而消其肿，是治疗大法。李老认为治疗此类病症，不可一味利水消肿，而应辨证施治，注重调理肺、脾、肾及各脏腑的功能，方能肿消病愈。临证时，李老常三焦并治。先以宣肺，次以温肾，终以健脾，肺气得以通调，脾气得以转输，肾气得以开合，使三焦气化正常，阳气复，正气盛，邪气退而病愈。方中茯苓、猪苓甘淡，入肺而通膀胱，泽泻干咸，入肾与膀胱，三者共奏利水渗湿之效；白术健脾燥湿，桂枝外解太阳表邪，内助膀胱气化；萹蓄、瞿麦、车前子、萆薢、竹叶为清热利水通淋之常用品；黄芩、黄柏、生栀子清泻三焦，通利水道，以增强君、臣药清热利水通淋之功；枸杞子、山茱萸、生地黄补益肝肾，清热生津，养血滋阴；久病入络，徐长卿、忍冬藤除湿通络；患者面色发暗，为血瘀内阻之象，药用白茅根、三七粉、赤芍以活血化瘀、清热利尿。诸药合用，清热利湿、活血化瘀之效立显。

四、瘀血内停，水液不行证

姜某，女，60岁，2013年12月27日初诊。

主诉：双眼睑及双下肢水肿1个月余。患者2年前无明显诱因出现双眼睑水肿，1个月前双下肢出现轻度水肿。现症见：双眼干涩，腰背部酸困，枕部发紧，头蒙，眠差，多梦，纳可，口干，口苦，口臭，小便淋漓不尽，大便尚可。舌质紫暗，苔黄厚腻，脉沉细。中医诊断：水肿。

辨证：瘀血内停，水液不行。

治法：化瘀通络，通阳利水。

方药：当归芍药散加减。

处方：生地黄15 g，当归10 g，川芎15 g，芍药10 g，金银花20 g，蒲公英20 g，紫花地丁20 g，泽泻20 g，猪苓20 g，白术15 g，桂枝6 g，怀牛膝15 g，白茅根15 g，鸡内金20 g，焦麦芽20 g，三七粉6 g（冲服），甘草10 g，生姜3片，大枣5枚。15剂，日1剂，水煎取汁500 mL，分2次服。

服药15剂，患者水肿已明显消退，小便正常，余无不适，舌质淡红，苔薄黄。以上方随症加减治疗2个月，患者告愈。随访2年未见复发。

按：舌质紫暗，说明本案患者水肿日久见瘀血现象，与"水能病血、血能病水"之机制有关。因此，在治疗迁延难愈的水肿病时，可采取活血化瘀法。方中三七、当归、川芎、牛膝活血通经，使血行水亦行；桂枝温通经脉，通阳利水；金银花、蒲公英清热解毒散结；白术补气健脾利水。诸药合用，使瘀血得行，水肿得消。现代医学认为小便量的多少直接受肾血流量的影响，活血化瘀方药能消除肾血管中存在的凝血、毛细血管壁上的炎症，从而能相对地增加肾血流量，有助于肾的排尿功能，使小便通畅、水肿消除。

第二节 淋 证

一、湿热挟热毒下注证

贺某，男，22岁，2014年11月14日初诊。

主诉：尿频、尿急1年。患者1年来无明显诱因出现尿急、尿频，曾在某医院诊断为"前列腺炎"。近1周头晕、头蒙，阴囊潮湿，性功能障碍，咽部不适，吐痰多，既往有吸烟、饮酒史，舌质淡红，苔白，脉弦细。中医诊断：热淋。西医诊断：前列腺炎。

辨证：湿热挟热毒下注。

治法：清热利湿，化瘀解毒。

方药：保和丸合导赤散、八正散加减。

处方：陈皮15g，半夏15g，茯苓30g，炒莱菔子10g，焦神曲15g，连翘15g，生地黄15g，木通10g，竹叶12g，滑石20g，瞿麦15g，石韦20g，白茅根20g，土茯苓20g，甘草10g，徐长卿20g，车前子15g（包煎），五味子15g，五倍子3g，黄柏15g，生姜3片，大枣5枚。7剂，日1剂，水煎取汁500 mL，分2次服。

嘱患者戒烟酒。

二诊（2014年12月12日）：服药后患者尿频、尿急轻微好转，阴囊部潮湿好转，口干，咽中有异物感，怕冷，四肢冰凉，纳眠可，大便正常，舌质红，苔白黄腻，脉弦滑。加用忍冬藤30g、山茱萸20g、续断20g、生薏苡仁30g、黄柏15g、怀牛膝20g、焦麦芽20g。10剂，日1剂，水煎取汁500 mL，分2次服。

三诊（2014年12月31日）：患者服药后尿频、尿急及阴囊部潮湿明显好转，复查尿常规已正常。

按：患者长期尿急、尿频，伴有阴囊潮湿，属于中医"淋证"中的热淋，治当清热利湿通淋；又因患者头晕、头蒙、痰多、咽干不适，为痰湿上泛，治当健脾助运，利湿化痰。诸症合参，李老以保和丸合导赤散、八正散加减治疗，以木通、竹叶、滑石、瞿麦、石韦、土茯苓等药清热利湿通淋，以陈皮、半夏、茯苓、炒莱菔子、焦神曲等健脾化痰，又佐以五倍子、徐长卿、黄柏等药清热燥湿治疗阴囊潮湿。因淋证多以肾虚为本，膀胱湿热为标，故在二诊中加山茱萸、续断、怀牛膝等药补肾以固本，使肾阳得补，湿热得利，痰湿得化。

二、痰热挟瘀，湿热下注证

刘某，男，31岁，2014年4月30日初诊。

主诉：小便黄、灼热3天。患者近3天来小便偏黄，自觉有灼热感，无疼痛。平素形体偏胖，体重115 kg，平时日常生活即感觉气喘，纳可，眠差，多梦，大便正常。舌质暗红，舌体厚，苔白滑，脉沉细。尿常规示：隐血（+++），酮体（±），蛋白（+++）。中医诊断：淋证。西医诊断：尿路感染。

辨证：痰热挟瘀，湿热下注。

治法：清热泻火，利水通淋，化痰消瘀。

方药：八正散合保和丸加减。

处方：生地黄15 g，川木通10 g，竹叶15 g，白茅根30 g，瞿麦30 g，萹蓄25 g，茜草20 g，猪苓20 g，泽泻20 g，血余炭10 g，车前子20 g（包煎），陈皮15 g，半夏10 g，竹茹15 g，茯苓30 g，炒莱菔子10 g，焦山楂15 g，焦神曲15 g，连翘12 g，甘草梢10 g，生姜3片，大枣5枚。7剂，日1剂，水煎取汁500 mL，分2次服。

二诊（2014年5月14日）：服药后诸症缓解，舌质红，苔黄腻，脉沉弦。守上方，加墨旱莲30 g、女贞子20 g。15剂。

三诊（2014年5月29日）：仍有运动时喘，睡眠时间增加，小便已正常，舌苔薄黄，脉沉弦。守上方，加栀子15 g。

按：淋证是以小便频数、淋漓涩痛、小腹拘急引痛为主症的疾病。根据病因和症状特点不同，可分为热淋、血淋、石淋、气淋、膏淋、劳淋六证。基本病机为湿热蕴结下焦，肾与膀胱气化不利。该患者系痰热挟瘀、湿热下注之淋证。八正散出自《太平惠民和剂局方》，方用瞿麦利水通淋、清热凉血，木通利水降火，辅以萹蓄、车前子清热利湿、利窍通淋，以竹叶清热泻火，引热下行；甘草梢和药缓急，止尿道涩痛。此外尿常规示隐血试验阳性，故加白茅根以凉血止血、清热利尿，茜草凉血活血、祛瘀、通经；血余炭为人之发，须洗净煅炭后始供药用，《神农本草经》认为："主五癃，关格不通，利小便水道，疗小儿痫，大人痓。"三药合用，有化痰消瘀之妙，以消小便之阴血。择方以八正散为主，以达清热泻火、利水通淋之法，再兼用保和丸消食导滞、健脾祛痰，以去痰之根源，稍加化痰消瘀之品。诸药合用，共奏清热祛瘀、利水通淋、化痰消瘀之效。

患者体形偏胖，稍劳后便气喘加重，且小便常规异常，故二诊中加女贞子、墨旱莲组成二至丸，以补益肝肾，滋阴止血。后患者复查尿常规，隐血、酮体已正常，唯蛋白仍阳性，介绍患者前往肾病科就诊。

第七章　肢体经络病案

第一节　痹　证

一、风痰瘀血痹阻证

刘某，女，42岁，2013年11月1日初诊。

主诉：左手中指第一指关节肿痛3周余。患者左手中指第一指关节处疼痛，晨起双手水肿，西医诊断为类风湿性关节炎并骨质增生，经多方治疗效果不佳。现症见：左手中指第一指关节处疼痛，活动受限，晨起双手水肿，纳眠可，大便不规律，2～3日一行，月经量少、色可，舌质淡，苔薄白稍黄，舌体胖大，有齿痕，脉沉弦。中医诊断：痹证。

辨证：风痰瘀血痹阻。

治法：和中化痰，祛风除湿，滋补肝肾，化瘀通络。

方药：独活寄生汤合保和丸加减。

处方：陈皮10 g，半夏10 g，茯苓20 g，炒莱菔子10 g，焦山楂10 g，焦神曲12 g，连翘10 g，秦艽20 g，防风10 g，防己10 g，木瓜15 g，杜仲20 g，桑寄生20 g，续断20 g，当归15 g，川芎10 g，甘草10 g。7剂，日1剂，水煎取汁500 mL，分2次服。

嘱其适劳逸，畅情志，忌肥甘厚味。

二诊（2013年11月8日）：服上药后症状无明显改变。在原方基础上加白术15 g。7剂。

三诊（2013年11月15日）：服上方后，舌质淡红，苔黄白厚腻，脉沉弦。守上方，增陈皮至12 g、半夏至12 g、防风至12 g、木瓜至20 g，加玄参30 g、鸡血藤20 g。7剂。

四诊（2013年11月22日）：服上方后，左手中指第一指关节处局部症状减轻，舌体胖大、有齿痕，脉沉滑。守上方，茯苓增至30 g，加生姜3片、大枣5枚。7剂。

五诊（2013年11月29日）：服上方后，左手中指关节处局部症状减轻。守上方，加赤芍15 g。7剂。

六诊（2013年12月6日）：手脚发凉，余症未见，舌体胖大减轻，苔白、中间黄。守上方，加黄芪15 g、党参15 g。配合口服中成药参琥胶囊（院内制剂）6瓶，6粒/次，3次/日。

七诊（2013年12月13日）：左手中指第一指关节处骨质增生减轻，拇指处活动后症状减轻，余同前，舌质红，苔薄黄。守上方，防风增至15 g，党参、黄芪、赤芍各加至20 g。

按：痹证是由于风、寒、湿、热等邪气痹阻经络，影响气血运行，导致肢体筋骨、关节、肌肉等处发生疼痛、重着、酸楚、麻木，或关节屈伸不利、僵硬、肿大、变形等症状的一种疾病。轻者病在四肢关节肌肉，重者可内舍于脏。《素问·痹论》说："风寒湿三气杂至，合而为痹。"此案乃风痰瘀血痹阻所致之痹证，李老认为本病的主要病理产物是痰湿，化痰除湿是治疗本病的关键，风痰瘀互结是本病发病的主要因素。但要使瘀血得化，必得先化痰湿。痰湿得去，外邪无以依附，补才能得力，则病情才能从根本上得到治疗。而痰湿之源头在脾胃，故以保和丸为基础，合用秦艽、防风、防己、木瓜以祛风湿通络止痛；久病及肾，故加杜仲、桑寄生、续断以补肝肾、强筋骨、止痹痛；当归、川芎以养血活血祛瘀。

二诊，效果不明显，加白术以增健脾除湿之功。三诊，增加防风、陈皮、半夏、木瓜以增强祛风痰之功，加玄参、鸡血藤加强活血祛瘀通络之效。四诊，症状有所减轻，患者舌体胖大、有齿痕，此乃脾虚湿盛之象，加茯苓至30 g，以加强健脾利水渗湿之效。五诊，症状较前减轻，故守方，加用赤芍以活血散瘀止痛。六诊，患者手脚发凉，加黄芪、党参，配合参琥胶囊以益气养血。七诊，症状较前减轻，增加防风、黄芪、党参、赤芍之量以增祛风、活血化瘀功效。

二、痰瘀阻络，肝肾亏虚证

案例1

袁某，女，38岁，2014年11月14日初诊。

主诉：关节冷痛1年余。患者1年前无明显诱因出现关节冷痛，遇凉后加重，自诉面色、唇色较以前暗，咽干，鼻干，肩关节、腕关节冷痛不适，面色无华、发暗，体形偏瘦，纳眠可，大便不成形，3～4次/日，小便正常，舌质暗红，有瘀斑、齿痕，苔白。中医诊断：痹证。

辨证：痰瘀阻络，肝肾亏虚，正气不足。

治法：活血化痰，补益肝肾。

方药：保和丸加减。

处方：陈皮15 g，半夏15 g，茯苓30 g，炒莱菔子10 g，焦山楂15 g，焦神曲15 g，连翘12 g，巴戟天20 g，威灵仙20 g，穿山龙20 g，杜仲20 g，桑寄生20 g，续断20 g，当归15 g，川芎12 g，丹参25 g，鸡血藤30 g，木香15 g，甘草10 g，炒山药20 g。15剂，日1剂，水煎取汁500 mL，分2次服。

同时口服中成药参琥胶囊（院内制剂）3瓶，6粒/次，3次/日。

二诊（2014年12月8日）：患者关节冷痛好转，活动量大时仍疼痛明显，遇凉后疼痛加重，大便次数较前减少，平均2次/日。守上方，加秦艽20 g、葛根20 g，增穿山龙至25 g、当归至20 g。20剂。同时继予参琥胶囊3瓶。

按：痹证与外感风寒湿热之邪和人体正气不足有关。风寒湿等邪，在人体卫气虚弱时容易侵入人体而致病。汗出当风、坐卧湿地、涉水冒雨等，均可使风寒湿等邪气侵入机体经络，留于关节，导致经脉气血痹阻不通，不通则痛。根据感受邪气的相对轻重，常分为行痹（风痹）、痛痹（寒痹）、着痹（湿痹），以祛风散寒、除湿通络为治疗大法，但对痰湿所致者，少有提及。李老认为痹证属痰湿者亦较常见，化痰除湿是治疗本病的关键，而痰湿之源头在脾胃。

　　该患者关节冷痛，便溏，舌质暗红，有瘀斑、齿痕，苔白，李老辨为痰瘀阻络，肝肾亏虚。故以保和丸为基础方，加丹参、鸡血藤、当归、川芎以活血通络止痛，用威灵仙、穿山龙以祛风除湿，用杜仲、桑寄生、续断以补肾助阳。此外参琥胶囊为李老研制的中风病系列院内中药制剂，有益气化瘀、通络安神之效，本用于气虚血瘀型慢性肝病，然李老认为凡运动异常者大都与肝有关，故常建议痹证患者服用此药，以求标本兼治之功。患者服药后痰湿得清，肝肾得补，寒瘀得散，方证相符，故能收效。二诊，加用秦艽、葛根以加强祛风湿、舒筋活络之效。

案例2

　　鲁某，女，56岁，2014年5月12日初诊。

　　主诉：关节疼痛时常发作20年余。患者20年前开始出现关节疼痛，逐渐加重，疼痛严重时活动受限，多关节受累，晨僵，畏寒肢冷，纳眠可，小便调，大便干，舌质暗红，苔白、后黄，舌下脉络瘀滞，脉沉缓。中医诊断：痹证。

　　辨证：肝肾不足，瘀血阻滞。

　　治法：补益肝肾，温经通脉。

　　方药：四物汤、黄芪桂枝五物汤合保和丸加减。

　　处方：当归20 g，生白芍20 g，川芎12 g，熟地黄10 g，生黄芪20 g，桂枝15 g，太子参20 g，鸡血藤20 g，赤芍20 g，威灵仙15 g，秦艽15 g，红花15 g，黑芝麻20 g，肉苁蓉20 g，淫羊藿10 g，山茱萸20 g，续断20 g，桑寄生20 g，陈皮15 g，半夏10 g，竹茹15 g，茯苓30 g，焦山楂15 g，焦神曲15 g，甘草10 g。15剂，日1剂，水煎取汁500 mL，分2

次服。

二诊（2014年5月28日）：关节疼痛已减轻，大便正常。停药即便秘。舌质暗，苔薄黄，脉沉细。守上方，加炒杜仲20g。7剂。

三诊（2014年9月12日）：服药1个月余，关节疼痛偶发，现因劳累复发。诉平日动则汗出，头昏沉，健忘，纳可，眠差，大便干，口唇紫，舌质淡红，脉沉细。方用独活寄生汤加减。

处方：独活15g，桑寄生20g，秦艽20g，防风10g，细辛3g，党参15g，茯苓30g，炒杜仲20g，桑枝30g，黄芪20g，炒白术15g，鸡血藤30g，木瓜15g，赤芍20g，续断20g，肉苁蓉20g，透骨草20g，忍冬藤20g，徐长卿20g，穿山龙20g，焦山楂15g，焦神曲15g，甘草10g。

连服7剂，疼痛已无，自汗明显好转。

按：本案痹证日久，病程较长，易反复发作，治疗时非单一驱寒所能奏效，必须活血化瘀通络，使寒凝得散，瘀血得除，气血周流，经络得以宣通。故择方以四物汤、黄芪桂枝五物汤为基础，方中桂枝性温味辛，可温通经络，通痹而利关节；红花活血化瘀止痛；威灵仙通络舒筋；秦艽祛风湿，舒筋活络；甘草缓筋脉肌肉之拘急；黄芪、桂枝、白芍合用，取黄芪桂枝五物汤之义，奏益气养血之功；四物汤补血而不滞血，行血而不伤血；再兼用保和丸，与四物汤、黄芪桂枝五物汤共护气血充足，使筋脉得养；肉苁蓉、淫羊藿、山茱萸、续断、桑寄生、黑芝麻以补肝肾。

二诊，患者症状减轻，效可，杜仲味甘性温，善走下焦，以补肝肾、强筋骨为功，且偏以壮阳，故守方续加之。三诊，服药后症状明显改善。此次因劳累后复发，根据症状及舌脉辨为肝肾亏虚、瘀血阻滞证，择方独活寄生汤合用滋补肝肾及活血化瘀之药。

李老认为，痹证虽由风寒湿热等外邪侵袭所致，但人体正气偏虚，气血不足，腠理肌表不固，是引起痹证的内在因素。治疗痹证不可忽视正虚。体虚感邪，则痹证多表现为本虚标实证，且风湿久羁，消灼正气，损伤肝肾，耗伤气血，治疗当须扶正与祛邪兼顾，视患者的体质情况，或病程长短，邪正盛衰，恰当组方用药。此案患者正是因过劳损伤正气而再发，可见李老对此病的精准把握。

三、寒湿痹阻，肝肾气血不足证

张某，女，58岁，2014年6月16日初诊。

主诉：关节胀痛不舒4年余。患者近4年来腕关节、肘关节、髋关节时常胀痛不舒，伴冰凉透骨感，阴天时酸沉。现症见：腰膝酸软，神疲乏力，视物昏花，偶有自汗，纳呆，眠差，大便偏稀，小便稍频，舌质淡红，苔黄，脉沉细弱。中医诊断：痹证。

辨证：寒湿痹阻，气血不足。

治法：祛风湿，止痹痛，补肝肾，益气血。

方药：独活寄生汤加减。

处方：独活10 g，桑寄生20 g，秦艽15 g，防风10 g，细辛3 g，当归15 g，赤芍15 g，鸡血藤15 g，桃仁10 g，红花15 g，丹参20 g，杜仲20 g，续断20 g，蜈蚣2条，桑枝30 g，生薏苡仁20 g，寻骨风15 g，穿山龙20 g，青风藤20 g，郁金20 g，竹茹10 g，甘草10 g，生姜3片，大枣5枚。20剂，日1剂，水煎取汁500 mL，分2次服。

二诊（2014年7月23日）：关节疼痛减轻，髋关节冰凉透骨感减轻，心中畅快，有轻松感，纳眠可，二便调，舌质淡，苔黄腻，脉沉细弱。守上方，增当归至20 g、赤芍至20 g、鸡血藤至20 g、丹参至25 g、竹茹至15 g。15剂。

三诊（2014年8月18日）：服药后，右腕关节疼痛消失，双髋关节、肘关节时有酸沉。现胸骨后不适，纳眠可，二便调，舌质红，苔薄白，脉细弱。守上方，加川芎12 g，穿山龙增至30 g。15剂。

四诊（2014年9月5日）：服药后，周身关节疼痛已止。纳眠可，小便调，大便溏，3～4次/日。舌质淡红，苔白稍厚，脉细弱。效不更方，再进前方7剂，以资巩固疗效。

按：痹者，闭也，不通为闭，闭塞不通之为痹。本案患者，老年女性，痹证日久，初病多由寒湿侵袭引起，未予系统治疗或治疗不当，终致迁延不愈，以致肝肾亏虚，气血不足，更成痼疾。此类疾患用独活寄生汤治疗尤为适宜。方中独活、桑寄生祛风除湿，养血和营，活络通痹；杜仲补益肝肾，强壮筋骨；当归、芍药补血活血；芍药、甘草两味中药组成的芍药甘草汤为伤寒名方，成无己在《伤寒明理论》中认为"脾不能为胃行其津液，以灌四旁，故挛急，用甘草以生阳明之津，芍药以和太阴之液，其足即伸，此即用阴和阳法也"，本方在此有酸甘化阴、和营缓急，以治血不荣筋之挛急的疗效；人参、茯苓、甘草益气扶脾；细辛搜风，秦艽、防风祛周身风寒湿邪。各药合用，标本兼顾，扶正祛邪。临证用药，见脉络瘀滞者，酌加桃仁、红花以化瘀通络；见关节不利者，酌加鸡血藤、寻骨风、青风藤以利关节；见顽痹重症，酌加蜈蚣等虫类以增强通络止痛之功。痹证日久，邪气久羁，深经入骨，气血凝滞不行，变生痰湿瘀浊，经络闭塞不通，非草木之品所能宣达，必借虫蚁之类搜剔窜透，方能浊去凝开，气通血和，经行络畅，深伏之邪除，困滞之正复。随症加减，常获良效。

二诊，关节冷痛减轻，患者舌质淡、苔黄腻、脉沉细弱，此仍为痰瘀阻滞之象。故守上方，增加当归、赤芍、鸡血藤、丹参、竹茹用量，以加强活血祛瘀之功。三诊，症状明显缓解，加用川芎以加强活血化瘀功效。四诊，患者疼痛消失，再进汤药以资巩固疗效。

第二节　痿　证

一、脾肾亏虚证

案例1

王某，女，55岁，1990年4月18日初诊。

主诉：肢体痿软无力4年，伴吞咽困难2年。患者于1986年2月始出现右上肢酸困，渐发展到无力，右手肌肉萎缩，手指运动不灵活，呈进行性加重。1988年7月又出现双上肢及肩胛部肌肉萎缩、肌颤、四肢无力，偶有饮水发呛。发病以来肢体无力逐渐加重，手不能持物，双上肢肌力3⁻级，舌肌萎缩、纤颤，吞咽、呼吸困难，发音含糊，颈肌无力，抬头困难，胸闷憋气，舌质淡红，苔薄白，脉沉细无力。肌电图提示神经源性改变，诊断为运动神经元病。中医诊断：痿证。

辨证：脾肾亏虚，精血不足。

治法：健脾补肾，滋补精血。

方药：自拟保和滋肾汤加减。

处方：陈皮10g，半夏12g，茯苓15g，炒莱菔子10g，焦山楂15g，焦神曲10g，连翘10g，鹿角胶10g（烊化），龟板胶10g（烊化），红参15g（另煎），枸杞子15g，熟地黄15g，巴戟天15g，淫羊藿15g，石菖蒲12g，远志10g，甘草6g。日1剂，水煎取汁500mL，分2次服。

共用该方加减治疗300余天，患者症状改善，病情稳定，后改为胶囊剂长期口服。经诊治该患者又存活了16年。

按：运动神经元病是一种原因不明、选择性侵害脊髓前角和脑干运动神经元的疾病。多数患者在出现症状后3~5年因呼吸肌受累导致呼吸麻痹或继发肺部感染而死亡。该病位主要在肾，如《素问·灵兰秘典论》云："肾者，作强之官，伎巧出焉。"唐容川说："盖髓者，肾精所生，精足则髓足，髓在骨内，髓足则骨强，所以能作强，而才力过人也。"（《中西汇通医经精义》）李鲤教授临证注重顾护胃气，自拟保和丸化裁方保和滋肾汤为基本方治疗痿证。

保和滋肾汤由保和丸合龟鹿二仙胶（《医便》）加熟地黄、巴戟天、淫羊藿组成，其方药组成：陈皮10g，半夏12g，茯苓15g，炒莱菔子10g，焦山楂15g，焦神曲10g，连翘10g，鹿角胶10g（烊化），龟板胶10g（烊化），红参15g（另煎），枸杞子15g，熟地黄15g，巴戟天15g，淫羊藿15g。若兼便溏者，加炒白扁豆30g、炒山药30g以健脾渗湿止泻；兼遗精者，加金樱子15g、益智仁15g固肾收涩；吞咽障碍明显者，加石菖蒲12g、郁金15g以宣通开窍；若真阴不足、虚火上炎，去枸杞子、鹿角胶，加女贞子15g、麦冬15g以养阴清热；夜热骨蒸，加地骨皮15g以清热除蒸；大便燥结，加肉苁蓉30g以润肠通便。本案治疗采用补益后天、健脾补气为主，配合补肾填精之法，补后天以养先天，而使疾病得以控制。

案例2

杜某，男，65岁，1996年10月30日初诊。

主诉：肢体痿软无力2年。患者于1994年始出现肢体痿软无力，渐加重。1996年10月在北京解放军总医院经血清酶学、肌电图、肌活检等检查确诊为进行性肌营养不良，后来郑州治疗。患者发病时面肌受累较早，出现面部表情淡漠、闭眼、示齿力弱，不能蹙眉、皱额、鼓气、吹哨等。随后出现双侧肩胛肌、肱肌痿软无力，肩峰隆突明显，呈翼状肩，站立及上楼困难，行走呈"鸭步"态，双小腿肌肉假性肥大，舌质淡红，舌肌萎缩，苔薄白，脉沉细。有进行性肌营养不良家族史。中医诊断：痿证。西医诊断：进行性肌营养不良。

辨证：脾肾亏虚。

治法：健脾补肾。

方药：自拟保和滋肾汤加减。

处方：陈皮10g，半夏12g，茯苓15g，炒莱菔子10g，焦山楂15g，焦神曲10g，连翘10g，鹿角胶10g（烊化），龟板胶10g（烊化），红参15g（另煎），熟地黄20g，枸杞子15g，山茱萸15g，山药15g，怀牛膝10g，菟丝子15g，甘草6g。日1剂，水煎取汁500mL，分2次服。

以上方加减治疗2年余，服用中药200余剂，患者病情明显改善，生活能够自理。1998年春节该患者来郑州请李老为其妻诊治疾病，其肢体肌肉及肌力等均明显改善。

按：进行性肌营养不良是一组由遗传因素所致的原发性骨骼肌疾病，其临床主要表现为缓慢进行的肌肉萎缩、肌无力及不同程度的运动障碍。《灵枢·海论》说："胃者，水谷之海。"五脏六腑之营养皆来源于胃。由于胃与五脏六腑关系密切，因此《灵枢·五味》云："胃者，五脏六腑之海。"脾与胃互为表里，脾主运化又主统血，胃主受纳腐熟，脾升胃降，燥湿相济，共同完成饮食水谷的消化、吸收和输布的功能。脾胃运化失职、化源不足，四肢百骸无不失去营养，则可致肌肉瘦削无力。脾胃为后天之本，肾为先天之本，二者相互滋养、相互作用。

保和滋肾汤方中保和丸其功一则可和脾胃、消痰积、散郁结，消各种有形之邪，有利于正气恢复；二则可促进药物吸收，促使药效的发挥。李老认为，炒莱菔子小剂量(10 g以下) 则不存在破气作用，而是具有消食除胀、助运化的功效，有利于促进药物的吸收，尤其与人参、党参等补益药同用时，更有利于防止体弱者气机壅滞，从而使药物更好地发挥补益功效。熟地黄滋肾以填真阴；枸杞子益精明目；山茱萸涩精敛汗；红参大补元气以振化源；菟丝子配怀牛膝强腰膝、健筋骨；山药滋脾益肾气，共收滋阴填精、育阴潜阳之效。龟鹿二仙胶具有填补精血、益气壮阳之功。诸药合用，共奏健脾补肾、滋补精血、化痰通络之功，使脾胃肝肾健旺，饮食水谷增进，气血充盛，精髓筋骨得养，则痿证可除。

案例3

杜某，女，28岁，会计，2009年9月20日初诊。

主诉：双下肢瘫痪、麻木1天。患者发病前1个月因准备执业考试而过度劳累，并于1周前提前剖腹产下一女婴。1天前突然出现双足部麻木、无力，活动受限，并从下向上迅速扩展，渐至双下肢瘫痪、麻木，二便失禁，遂收住院。入院时伴见神疲、纳差，舌体胖大，舌质淡红，苔白厚，脉沉细。中医诊断：痿证。西医诊断：多发性硬化。

辨证：脾肾两虚，湿浊阻络。

治法：健脾补肾，祛湿通络。

方药：自拟保和滋肾汤加减。

处方：陈皮10 g，半夏12 g，茯苓15 g，炒莱菔子10 g，焦山楂15 g，焦神曲10 g，连翘10 g，鹿角胶10 g（烊化），龟板胶10 g（烊化），太子参20 g，枸杞子15 g，熟地黄15 g，巴戟天15 g，淫羊藿15 g，泽泻20 g，炒薏苡仁30 g，当归15 g，炒麦芽20 g，炒鸡内金20 g，甘草6 g。14剂，日1剂，水煎取汁500 mL，分2次服。

配合甲泼尼龙1.0 g/d冲击治疗，同时给予人免疫球蛋白4.0 g/d静脉滴注。5日后激素改为泼尼松片口服逐渐减量。

二诊（2009年10月4日）：患者双下肢无力、麻木减轻，可在床面平移，纳食改善，舌体稍大，质暗红，苔薄白，脉沉细。查体：双上肢肌力5级，双下肢肌力3⁻级，肌张力低。守上方，去泽泻、炒麦芽、炒鸡内金，加黄芪30 g、全蝎10 g、怀牛膝10 g。14剂。泼尼松片渐减量服用。

三诊（2009年10月18日）：患者双下肢无力、麻木明显改善，可在扶持下站立，大小便基本可自控，精神、纳食正常，舌质暗红，苔薄白，脉沉细。查体：双上肢肌力5级，双下肢肌力4级。中药在原方基础上去薏苡仁，加黄精15 g、鸡血藤30 g，太子参增至30 g。30剂。泼尼松片减至20 mg/d口服。

四诊（2009年11月17日）：患者双下肢无力、麻木消失，可独自站立、行走，纳食、二便正常，舌质暗红，苔薄白，脉沉细。查体：双上肢肌力5⁻级，双下肢肌力5级，腱反射（＋＋＋）。为防止复发，守上方稍作调整，继服30剂以巩固疗效。停用激素后随访2年无复发。

按：多发性硬化是以中枢神经系统白质脱髓鞘病变为特点，遗传易感个体与环境因素共同作用发生的自身免疫病，其复发率及致残率高。西医治疗该病以激素及免疫抑制药为主，其副作用大且复发率高，中药治疗多发性硬化目前取得了很好的疗效。当代医家根据其临床症状将该病中医归于"痿证""风痱""眩晕""骨繇""青盲""风懿""视瞻昏渺""痉病"等范畴。

李老认为本案属于"痿证"范畴，患者操劳太过气血耗伤，加之过早分娩，脾肾受损，脾胃运化输布功能失常，气血生化之源不足，无以营养五脏，运行气血，髓海失充，筋脉肌肉失养，而患痿病不用。且中焦失运，湿浊内生，痹阻经络，则更易致病情加剧。正如《素问·痿论》云："阳明者，五脏六腑之海，主润宗筋，宗筋主束骨而利机关也……阳明虚则宗筋纵，带脉不引，故足痿不用也。"该病以李老自拟保和滋肾汤健脾补肾、滋补精血、化痰通络；加黄芪、黄精、当归、全蝎、鸡血藤益气养血活血；泽泻、薏苡仁、怀牛膝补肝肾、祛湿浊，使脾肾得养、髓海筋脉得充、经络畅通，则痿证自除。

本案早期中西医结合治疗可加快控制病情，缩短急性发作时间。使用中药长期治疗，不但能减少激素用量，防治西药治疗的副作用，而且可调节机体免疫状态，延长缓解期，减少复发，降低病残，改善患者的生存质量。

二、下元虚衰，痰浊上泛证

陈某，男，61岁，2013年7月29日初诊。

主诉：四肢瘦削无力进行性加重2年，吞咽困难1周。患者2年前无明显诱因出现四肢肌肉萎缩伴无力，进行性加重，多方中西药治疗（具体不详）效果不佳，1周前无明显诱因出现吞咽困难、饮水呛咳、声音嘶哑、流涎、腰部隐痛，双足发凉，纳差、腹胀，多白黏涎，舌质淡红，舌体瘦削，脉沉细。查体：双侧软腭上提无力，咽反射增强，双上肢肌力3级，双下肢肌力3⁺级，双侧霍夫曼征（＋），双侧巴宾斯基征（＋）。肌电图示：神经源性损伤。中医诊断：痿证。

辨证：下元虚衰，痰浊上泛。

治法：滋肾阴，补肾阳，开窍化痰。

方药：地黄饮子加减。

处方：熟地黄20 g，山茱萸15 g，石斛15 g，麦冬15 g，五味子10 g，石菖蒲15 g，远志15 g，茯苓30 g，肉苁蓉30 g，肉桂6 g，制附子6 g，巴戟天15 g，薄荷15 g（后下）。20剂，日1剂，水煎取汁500 mL，分2

次服。

西药予钙拮抗药、兴奋性氨基酸受体拮抗药及抗自由基、营养神经药等治疗。

二诊（2013年8月19日）：患者双足发凉、腰部隐痛好转，仍精神差、纳差、脘腹痞满、流涎较多、饮水呛咳、声音嘶哑。守上方，加枳实12 g、厚朴10 g、生麦芽30 g、神曲15 g、焦山楂15 g、川贝母10 g。20剂。服药后，胃纳转佳，脘腹痞满渐消，痰涎减少，精神渐好，病情逐渐稳定。

按：痿证是指筋骨痿软，肌肉瘦削，皮肤麻木，手足不用的一类疾患。临床上以两足痿软、不能随意运动者较多见，故有"痿躄"之称。现代医学的多发性神经炎、脊髓空洞症、肌萎缩、肌无力、侧索硬化、运动神经元病、肌营养不良症和表现为软瘫的中枢神经系统感染后遗症等，均属于"痿证"的范围，多属难治性疾病。本患者系下元虚衰、痰浊上泛之证，以地黄饮子滋肾阴，补肾阳，开窍化痰，合乎病机。但在具体治疗时，肌肉瘦削，补益起来非一日之功；而涎多、吞咽困难、脘痞纳差却需及时处理，否则化源匮乏，终难取效，此时宜遵循《素问·标本病传论》所论"病发而不足，标而本之，先治其标，后治其本"。故二诊中李老在原方基础上加枳实、厚朴、生麦芽、神曲、焦山楂、川贝母理气和胃化痰之药物数味，胃纳一开，化源充足，痰归正化，故症状逐渐缓解，补肾填髓之药方能为人体所用，否则滞碍脾胃，反成累赘。

三、脾胃虚弱，湿热浸淫证

王某，女，35岁，2013年3月11日初诊。

主诉：四肢无力2年余。患者2年前无明显诱因出现四肢无力，肌肉稍萎缩，经多方中西药治疗（具体不详）效果不佳。症见：少气懒言，四肢沉重无力、肌肉稍萎缩，纳眠差，大便不成形，2～3次/日，月经量少、色可，舌质淡红，舌体胖大，有齿痕，舌中后部苔黄厚，脉沉弦稍细。肌电图示：四肢被检肌呈大量肌强直电位，四肢被检肌呈轻度肌源性改变，四肢被检神经周围传导功能未见异常。中医诊断：痿证。

辨证：脾胃虚弱，湿热浸淫。

治法：健脾益气，清热利湿。

方药：保和丸合四妙丸加减。

处方：陈皮12 g，半夏10 g，茯苓30 g，炒莱菔子12 g，焦山楂15 g，焦神曲12 g，连翘10 g，怀牛膝15 g，黄柏12 g，苍术10 g，薏苡仁30 g，嫩桑枝30 g，当归15 g，白芍15 g，川芎12 g，鹿茸4 g（研末，冲服），黄芪15 g，甘草10 g。20剂，日1剂，水煎取汁500 mL，分2次服。

二诊（2013年4月3日）：服上药后四肢力量增加，饮食增多，睡眠改善，舌质淡红，舌中后部苔黄厚，脉沉弦稍细。守上方，加太子参20 g，黄芪增至20 g。20剂。

按：痿证病变部位在筋脉肌肉，根本原因在五脏虚损。患者四肢无力、少气懒言、纳差、大便不成形，是脾胃虚弱的表现。脾主肌肉，主运化水谷精微，脾胃虚弱耗伤精血津液，筋脉肌肉失养，筋脉不能束骨而利关节，则肌肉无力、消瘦枯痿。故李老择方以保和丸为基础，健脾消食和胃以助运，开生化之源，气血津液生化有源，则筋脉肌肉得养，乃治痿证之本，正如《素问·痿论》所谓："治痿者独取阳明……阳明虚则宗筋纵，带脉不引，故足痿不用也。"然患者四肢沉重、舌质淡红、舌中后部苔黄厚、有齿痕、脉沉弦，此内兼有湿热，湿热是痿证的成因之一，《素问·生气通天论》云："因于湿，首如裹，湿热不攘，大筋软短，小筋弛长，软短为拘，弛长为痿。"合用四妙丸以清热利湿，通利经脉。怀牛膝利湿、通经活络引药下行；嫩桑枝微苦，性平，有祛风湿、利关节、行水气之效，《本草备要》谓其可利关节、养津液、行水祛风；黄柏和苍术合用可增强清热燥湿之力；用薏苡仁以渗湿分利；加用四物汤以养血活血，去熟地黄防其滋腻；加鹿茸血肉有情之品以温肾阳，补精髓，强筋骨，实乃李老多年临床实践经验。二诊患者四肢力量增加，纳眠均改善，故守方，黄芪加量并加用太子参以加强益气养阴之功。

四、脾胃虚弱，气血失和证

贺某，女，59岁，2014年7月28日初诊。

主诉：下肢酸困乏力1年余。患者1年前无明显诱因出现复视，后出现双下肢无力、酸困，晨轻暮重，被诊断为"重症肌无力"，间断口服中药治疗效果不佳，纳差，眠可，大便稀，小便正常，舌质淡暗，苔薄白，舌下静脉纡曲，脉沉缓。中医诊断：痿证。

辨证：脾胃虚弱，气血不和。

治法：健脾和胃，调和气血。

方药：保和丸合四物汤、生脉散加减。

处方：陈皮15 g，半夏10 g，茯苓30 g，炒莱菔子10 g，焦山楂15 g，焦神曲15 g，连翘10 g，熟地黄10 g，当归20 g，白芍20 g，川芎10 g，太子参20 g，麦冬15 g，五味子15 g，枸杞子20 g，山茱萸20 g，甘草10 g，生姜3片，大枣5枚。20剂，日1剂，水煎取汁500 mL，分2次服。

二诊（2014年8月25日）：患者诉服药后自觉下肢无力症状好转，偶有胸胁胀满不适，生气后明显。守上方，加青皮20 g、郁金20 g。14剂。

按：重症肌无力属中医学"痿证"范畴。王肯堂云："痿者，手足痿软而无力，百节缓纵而不收也。"本案患者双下肢酸困无力、纳差、大便稀，结合舌脉，此乃脾胃虚弱，生化乏源，气血亏虚之证。《素问》云"治痿者独取阳明"，故治疗上以益气健脾、调和气血为主，方用保和丸化裁，脾气健运，则后天生化无穷，以充养四肢肌肉。李老认为，痿证日久，坐卧少动，气血亏虚，运行不畅，患者舌质淡暗、舌下静脉纡曲、脉沉缓亦为佐证。因此，在治疗时可酌情配合养血活血通脉之品，即如吴师机所言："气血流通即是补。"方中加用四物汤合生脉散以气血双补。《素问·五脏生成》云："肝受血而能视，足受血而能步，掌受血而能握，指受血而能摄。"李老认为，肝主筋，肾主骨，肝肾精血不足，不能润养筋骨，则痿废。故加用枸杞子、山茱萸以滋补肝肾。诸药相合，脾健而筋骨肌肉气血安和，则病自愈。二诊，患者症状好转，偶有胸胁胀满不适，生气后明显，此乃肝气不舒所致，故守上方，加用青皮、郁金以疏肝理气，气疏则更益于脾胃健，诸症方愈。

五、痰湿交阻，经脉不利证

李某，男，31岁，2014年3月27日初诊。

主诉：左手拇指肌肉萎缩1年半。患者1年半前因职业缘故，出现左手拇指关节不能用力，后出现左拇指肌肉萎缩，左无名指、小指易弯曲，不易伸直，遇冷后症状加重，夜晚休息时自觉左上肢疼痛酸困、抬起无力，舌质淡暗，苔白腻，舌体胖大、边有齿痕，脉弦滑沉。左上肢肌电图示：桡神经损伤。中医诊断：痿证。

辨证：痰湿交阻，经脉不利。

治法：祛湿化痰，活血通络。

方药：保和丸合四物汤加减。

处方：陈皮10 g，半夏10 g，茯苓30 g，炒莱菔子10 g，焦山楂15 g，焦神曲12 g，连翘10 g，当归20 g，白芍20 g，川芎12 g，熟地黄10 g，丹参30 g，木瓜15 g，鸡血藤20 g，桑枝30 g，远志10 g，石菖蒲20 g，甘草10 g，生姜3片，大枣5枚。20剂，日1剂，水煎取汁500 mL，分2次服。

按：中医学认为痿证病变部位在筋脉肌肉，但根源在于五脏虚损。肺主皮毛，脾主肌肉，肝主筋，肾主骨，心主血脉，五脏病变，皆可致痿，上述各种致病因素，耗伤五脏精气，致使精血津液亏损。而五脏受损，功能失调，生化乏源，又加重了精血津液的不足，筋脉肌肉因之失养而弛纵，不能束骨而利关节，以致肌肉软弱无力、消瘦枯痿，发为痿证。

本案患者左手拇指关节屈伸不利、肌肉萎缩，上肢疼痛，酸困无力，舌体胖大、边有齿痕，脉弦滑沉，辨证为痰湿交阻，经脉不利。

《素问》云："阳明者，五脏六腑之海，主润宗筋，宗筋主束骨而利关节也。"并提出了"治痿独取阳明"的基本原则。李老治疗痿证尤重调补后天，以调理脾胃为基本治则，一则脾胃健，可化痰祛湿；二则气血充足，筋脉得以润养，故以保和丸为基础方。治疗痿证，李老强调要配合活血养血、行气通络之品，气血有源，则百脉通畅，肌肉筋骨得养。故择四物汤以养血活血；丹参活血祛瘀，有"一味丹参，功同四物"之说，与四物汤合用，养血活血之效倍增；鸡血藤既能助当归、白芍、川芎、熟地黄、丹参行血补血之效，亦可同木瓜共奏舒筋活络之功；方中重用桑枝，取其祛风湿、利关节之功。诸药相合，脾胃和健，痰化湿去，气血充足，筋肉得养，病症得愈。

第三节　颤　证

一、阴虚风动证

周某，男，56岁，干部，2014年6月18日初诊。

主诉：舌体不自主震颤12年，周身肌肉震颤1年余。患者12年前无明显诱因出现舌体不自主震颤、流涎，1年前出现周身肌肉不自主震颤，多方求治（具体不详），效果不佳，故来诊。症见：腰膝酸软，行动迟缓，动作笨拙，周身肌肉不自主震颤，以双上肢为主，面色萎黄，舌体不自主震颤，流涎，口干，纳呆，眠可，大便干，小便黄，舌体瘦小，舌质红，苔白微黄，脉沉细。中医诊断：颤证。

辨证：肝肾亏虚，阴虚风动。

治法：健脾补肝肾，滋阴熄风。

方药：保和丸加减。

处方：陈皮15 g，半夏12 g，茯苓30 g，炒莱菔子10 g，焦山楂15 g，焦神曲15 g，连翘10 g，杜仲20 g，续断25 g，桑寄生20 g，生龙骨20 g

（先煎），生牡蛎20 g（先煎），远志10 g，石菖蒲20 g，石斛10 g，天冬20 g，当归15 g，太子参20 g，麦冬15 g，五味子15 g，木香10 g，甘草10 g。20剂，日1剂，水煎取汁500 mL，分2次服。

二诊（2014年7月10日）：服药后，舌体颤动、口角流涎有所缓解，眠差，易醒，醒后较难入眠，舌体瘦，苔黄，少津，脉沉弦。守上方，加枸杞子20 g、山茱萸20 g。15剂。

以上方随症加减治疗2个月，患者已无流涎，周身肌肉震颤偶发，纳食正常，睡眠也有所改善。

按：颤证，中医病名，是以头部或肢体摇动、颤抖为主要临床表现的病证。其常见原因为年老体虚、情志过极、饮食失宜、劳逸失当或其他慢性病症致使肝脾肾病损。本病好发于中老年人，隐匿起病，渐进加重，多以本虚标实为主。本虚多为肝肾阴虚，气血虚弱；标实以风、痰、瘀、火多见。

本案所患系肝肾亏虚，阴虚风动之颤证。患者年老，久病体弱，脾气渐弱，肝肾渐衰，肝肾亏虚，阴液枯竭，不能濡养筋脉、肌肉，以致风从内生，肌肉震颤；脾气虚弱，不能摄津，则致流涎；脾虚运化无力，湿邪蕴结，则表现为面色萎黄。治疗上应注重健脾化痰，顾护后天之本，以生气血，荣四末；滋补肝肾，育阴熄风，以生阴液、养清窍。故择方以保和丸为基础，加用杜仲、续断、桑寄生以补肝肾、强筋骨；生龙牡、远志、石菖蒲以镇静化痰安神；再加太子参、麦冬、五味子、天冬、当归、石斛大量滋阴之品。切中病机，而获良效。二诊，患者痰湿渐去，脾气渐复，阴液不足，再加枸杞子、山茱萸以增强滋阴熄风之功。

二、肝肾不足，痰瘀阻滞证

张某，女，74岁，退休，2014年6月22日初诊。

主诉：头部、双上肢不自主震颤10年，加重2年。患者10年前无明显诱因出现头部、右上肢不自主震颤，渐至左上肢，持筷不稳，须喂食，行走缓慢，步履艰难。2年前上述症状加重，伴反应迟钝，近期记忆力明显下降。症见：右手不自主震颤，呈搓丸状，右侧肢体肌张力高，启动困难，行走缓慢，纳可，眠稍差，夜尿频，大便尚可，舌质暗红，苔黄、略腻，舌下脉络瘀滞，脉沉弦细。有高血压病病史4年。中医诊断：颤证。

辨证：肝肾不足，痰瘀阻滞。

治法：滋补肝肾，熄风化瘀。

方药：六味地黄丸加减。

处方：熟地黄10 g，牡丹皮20 g，泽泻20 g，茯苓30 g，山药20 g，山茱萸20 g，枸杞子20 g，怀牛膝20 g，杜仲20 g，续断20 g，桑寄生20 g，珍珠母20 g（先煎），生龙骨20 g（先煎），生牡蛎20 g（先煎），钩藤20 g（后下），全蝎10 g，僵蚕15 g，丹参20 g，甘草10 g。7剂，日1剂，水煎取汁500 mL，分2次服。

二诊（2014年6月30日）：现右上肢仍有不自主抖动，头部颤动稍减少，舌苔薄白，脉沉弦。滋阴熄风已初见成效，原方加蜈蚣2条、石斛10 g、生白芍30 g、肉苁蓉20 g、竹茹15 g。7剂。

三诊（2014年7月14日）：服药后症状有所改善，纳眠可，二便调，舌质紫暗，脉沉滑。守上方，加寒水石20 g（先煎）、制鳖甲25 g（先煎）、制龟板25 g（先煎）、地龙25 g、沙参20 g。7剂。

四诊（2014年7月23日）：服药后，患者双上肢、头部颤动较前减少，活动灵活度明显改善。效不更方。嘱坚持按时服药，30剂。

以上方随症加减治疗4个月，患者头部颤动偶发，肢体活动渐灵便，偶有不自主颤动。嘱其畅情志，慎饮食，注重调护。

按：本案患者年老体衰，高血压病多年，肝肾亏虚、瘀血内阻是其颤证的基本病机，肝肾亏虚，阴液枯竭，筋脉失养，风阳内动，发为颤证。治疗以滋补肝肾、熄风化瘀为主。方选六味地黄丸为基础方加减。在六味地黄丸基础上加用枸杞子、怀牛膝、杜仲、续断、桑寄生以补肝肾、强筋骨；加用钩藤、全蝎、僵蚕以熄风止痉；珍珠母、生龙牡以镇静安神；丹参以活血祛瘀。全方补泻结合，标本兼顾，以补虚治本为主，补不恋邪、泻不伤本、甘淡平和。诸药配合，共奏滋补肝肾、熄风化瘀之效。二诊，效可，故守方，加用蜈蚣、石斛、生白芍、肉苁蓉等以增强化瘀通络、熄风定颤之功。三诊，加用寒水石、鳖甲、龟板、地龙、沙参以滋阴熄风，期获良效。四诊，症状明显改善，辨证准确，守方以求长效。

三、肝风内动证

孙某，女，43岁，工人，2013年12月27日初诊。

主诉：左上肢震颤1年余。患者1年前无明显诱因出现左手食指震颤，呈进行性加重，渐至左上肢震颤，情绪激动时加重。症见：左上肢震颤，左侧肢体发凉，胸闷，口苦，纳可，眠差，多梦，大便干，小便黄，舌质红，苔黄腻，脉弦。中医诊断：颤证。

辨证：肝风内动，筋脉失养。

治法：镇肝熄风，濡养筋脉。

方药：镇肝熄风汤加减。

处方：白芍15 g，天冬15 g，茯苓30 g，玄参12 g，川楝子15 g，生地黄12 g，生龙骨20 g（先煎），生牡蛎30 g（先煎），制鳖甲20 g（先煎），蜈蚣2条，全蝎10 g，太子参20 g，麦冬15 g，五味子15 g，焦麦芽15 g，焦神曲15 g，甘草10 g，生姜3片，大枣5枚。15剂，日1剂，水煎取汁500 mL，分2次服。

二诊（2014年1月17日）：服药后症状较前减轻，已觉心胸舒畅，睡眠明显改善，肢体已温，唯颤动偶发。守上方，加续断20 g、丹参20 g、鸡血藤25 g、川牛膝20 g。15剂。

以上方随症加减治疗2个月，患者左上肢震颤基本消失，唯紧张、激动时发作。遂嘱患者再进15剂，以资巩固疗效。半月后，患者告愈，已正常上班工作。随访1年无复发。

按：颤证发病多与年老体虚、情志过极、饮食不节、劳逸失当等因素有关。病理性质总属本虚标实。本为气血阴阳亏虚，其中以阴津精血亏虚为主；标为风、火、痰、瘀。颤证病在筋脉，与肝、肾、脾等脏关系密切。本案病机为肝风内动，筋脉失养。择方镇肝熄风汤为基础，以镇肝熄风、滋阴潜阳。兼用太子参、麦冬、五味子（生脉散）以益气滋阴、濡养筋脉；兼用蜈蚣、全蝎以熄风止痉通络，络通则气血可达肢体末端。诸药相合，共奏镇肝熄风、濡养筋脉之效。二诊，效可，故守方，加用续断、川牛膝、丹参、鸡血藤以补肝肾、强筋骨、活血通络。此案辨证准确，用药精简得当，汤药能得坚持应用，故能收效。

四、气血亏虚证

李某，女，52岁，2013年12月30日初诊。

主诉：夜间双下肢震颤4年余。患者4年前不明原因出现夜间双下肢震颤，呈进行性加重，上楼时膝盖疼痛。症见：神疲乏力，面色萎黄，表情淡漠，腰部疼痛，纳呆，眠可，大便不成形，小便尚可，舌质暗，苔薄白，脉沉细。中医诊断：颤证。

辨证：气血亏虚，筋脉失养。

治法：益气养血，濡养筋脉。

方药：八珍汤加减。

处方：熟地黄15 g，当归15 g，白芍15 g，川芎12 g，太子参20 g，茯苓30 g，白术12 g，麦冬15 g，黄芪12 g，杜仲15 g，鳖甲20 g（先煎），生牡蛎30 g（先煎），焦山楂15 g，焦神曲15 g，连翘12 g，全蝎10 g，蜈蚣3条，甘草10 g，生姜3片，大枣5枚。15剂，日1剂，水煎取汁500 mL，分2次服。嘱其畅情志，清淡饮食，规律作息，适度锻炼。

二诊（2014年5月9日）：服药后，患者症状明显改善，疼痛已无，颤动显著减少，面色转华，纳食转佳，自觉周身轻松，舌质淡暗，边有齿痕，脉沉滑。守上方，加青皮20 g、郁金20 g。15剂。

以上方随症加减治疗3个月，患者双下肢颤抖已无，自觉走路、爬楼梯不费力气。随访2年无复发。

按：李老认为，肝藏血主筋，血虚筋脉失养，则风动而颤；脾为气血生化之源，主四肢、肌肉，脾虚则生化不足，不能濡养四肢筋脉；肾阳虚衰，筋脉失于温煦，肾虚精亏，肢体筋脉失养，神机失用，而筋惕肉瞤，渐成颤证。此案乃气血亏虚，筋脉、肌肉失养，则发为颤证；另外，血虚则动风，风动则表现为肢体震颤，治疗重在益气养血、填精补髓为本，熄风镇静以治标。对本虚标实、虚实夹杂者，又当根据具体情况，急则治其标，缓则治其本，或标本兼治，皆须灵活变通。

本案择方以八珍汤合用焦山楂、焦神曲、连翘以益气养血、健脾和胃为主，脾气充足则气血生化有源，气血足则筋脉得养，颤证自止；另择全蝎、蜈蚣、生牡蛎以镇静熄风通络。本病为难治之症，部分患者有逐年加重趋势，因此，除药物治疗外，日常调摄也至关重要。二诊，症状明显改善，故守方，患者舌质淡暗，提示仍有气滞血瘀之象，加青皮、郁金以理气化瘀通络。

第四节　睑　废

脾气虚弱，风客胞络证

案例1

陈某，女，54岁，2014年6月11日初诊。

主诉：双眼睑下垂6年余。患者6年前无明显诱因出现双眼睑下垂，不欲睁眼，时轻时重，多方求治效果不佳，故来诊。症见：双眼睑下垂，不欲睁眼，周身乏力，面色无华，纳呆，眠差，大便调，小便频，舌质淡、略暗，苔白、中后微黄，脉沉无力。中医诊断：睑废。

辨证：脾弱气虚，脉络失和，风邪客于胞睑。

治法：益气健脾，祛风通络。

方药：四君子汤合保和丸加减。

处方：太子参20 g，炒白术15 g，茯苓30 g，陈皮15 g，半夏10 g，炒莱菔子10 g，焦山楂15 g，焦神曲15 g，连翘10 g，黄芪20 g，丹参20 g，鸡血藤20 g，川芎12 g，山药30 g，木香10 g，甘草10 g。15剂，日1剂，水煎取汁500 mL，分2次服。

服药半月，患者告愈，已能正常视物，面色转华，乏力渐无。随访1年未见复发。

按：睑废，系指上胞下垂较为严重的病证。《目经大成》卷二："此证……只上下左右两睑日夜长闭而不能开，攀开而不能眨……以手拈起眼皮方能视。"此病有先后天之分，先天多归咎于先天禀赋不足；后天多因脾弱气虚、脉络失和，风邪客于胞睑所致。本案患者双眼睑下垂、周身乏力、面色无华、纳呆，结合舌脉，当属脾弱气虚、脉络失和、风邪客于胞睑所致，崇"虚者补之，陷者举之"为法，择方四君子汤合保和丸为主，兼用黄芪补益中气、升阳举陷；太子参、炒白术补气健脾，合黄芪则补气之功著；气虚日久，常损及血，川芎、丹参养血活血，行气祛风；山药平补三焦，气阴双补；鸡血藤行血补血，舒筋活络。诸药并用，以奏益气健脾、祛风通络之效。

案例2

栗某，男，58岁，2014年5月18日初诊。

主诉：右眼睑下垂3天。患者3天前无明显诱因出现右眼睑下垂，无水肿、挛缩，眼球无凸出、下陷、震颤。症见：右眼睑下垂，吞咽无力，纳差，食后腹胀，眠差，入睡困难，大便溏，2~3次/日，小便调。中医诊断：睑废。

辨证：脾气亏虚，风客胞络。

治法：健脾益气，祛风通络。

方药：四君子汤合保和丸加减。

处方：太子参25 g，炒白术15 g，茯苓30 g，陈皮15 g，半夏10 g，炒莱菔子10 g，焦山楂10 g，焦神曲10 g，连翘10 g，炒山药30 g，白扁豆20 g，砂仁20 g（后下），黄芪25 g，丹参15 g，枸杞子20 g，酸枣仁20 g，五味子15 g，木香6 g，甘草10 g。15剂，日1剂，水煎取汁500 mL，分2次服。

服药后，患者视物正常，睡眠好转，吞咽改善。嘱其慎起居，清淡饮食，不适随诊。

按：五轮学说指出眼睑内属于脾，脾主肌肉四肢，故称为肉轮。脾虚则眼睑无力、下垂，开合失常；脾主运化水谷精微，为气血生化之源。故后天眼睑下垂之痿证多归咎于脾胃，亦合"治痿独取阳明"之理。此案患者眼睑下垂、吞咽无力、纳差、食后腹胀、大便溏，此乃脾气虚弱之象，治以健脾益气为主，择方以四君子汤合保和丸为基础，兼用黄芪补益中气、升阳举陷；太子参、炒白术补气健脾，合黄芪则补气之功著；丹参养血活血，行气祛风。与案例1相比，此案脾虚更甚，故加用白扁豆、砂仁以健脾化湿止泻。诸药并用，共奏益气健脾、祛风通络之效。

第八章　气血津液病案

第一节　郁　证

一、痰浊阻滞，气郁血瘀，阴虚火旺证

赵某，女，41岁，2013年10月12日初诊。

主诉：情绪难以自控6年，加重半年。患者6年来情绪低落抑郁，遇事多往坏处想，时轻时重，疑心重，难以心静，严重时欲自杀，半年来上述症状加重，常欲哭以发泄，易怒，常暴怒欲伤人，时头晕，头发渐全白，牙齿松动，怕冷明显，不易出汗，面色黄暗，有褐斑，形体偏瘦，纳欠佳，嗜辛辣，多吃素，大便4～5日一行、不干、黏滞，小便黄，月经量少，多提前4～5天，经前腹痛较重，无白带，性冷淡，舌质淡红、偏暗，苔厚腻微黄，舌体偏瘦，脉沉弦。中医诊断：郁证。

辨证：痰浊阻滞，气郁血瘀，阴虚火旺。

治法：和中化痰，行气解郁，滋阴降火。

方药：自拟和中宁心汤合酸枣仁汤加减。

处方：陈皮10 g，半夏10 g，茯苓20 g，炒莱菔子10 g，焦山楂15 g，焦神曲12 g，连翘10 g，川芎12 g，当归15 g，白芍15 g，赤芍15 g，太子参20 g，麦冬15 g，五味子12 g，天冬15 g，酸枣仁20 g，知母10 g，甘草10 g，生姜3片，大枣5枚。15剂，日1剂，水煎取汁500 mL，分2次服。

建议其适劳逸，畅情志，忌肥甘厚味。

二诊（2013年11月8日）：服上药后症状明显缓解，现偶有急躁易怒，月经量较以前增多，睡眠较以前变好，舌质暗，苔白，脉沉弦。守上方，加淮小麦30 g、龙骨20 g（先煎）、牡蛎20 g（先煎）。14剂。

三诊（2013年12月3日）：症状明显缓解，情绪已能控制，眠可，月经量增多，近期有1次悲伤欲哭，舌质暗红，中后部苔黄厚，脉沉细滑。守上方，加青皮20 g、郁金20 g。14剂。

按：本案根据病史、临床表现，辨病为郁证，结合舌脉，系痰浊阻滞，气郁血瘀，阴虚火旺。可仿中医"脏躁""百合病"治疗，治法遵《素问·六元正纪大论》"木郁达之，火郁发之，土郁夺之，金郁泄之，水郁折之"之说。

患者常感情绪抑郁，遇事多往坏处想，时轻时重，怀疑心重，难以心静，严重时想自杀，近半年加重，常欲哭以发泄，易怒，常暴怒欲伤人，此乃肝郁气滞，心脾两虚，心失其养所致，正如《金匮要略·妇人杂病脉证并治》云："妇人脏躁，喜悲伤，欲哭，象如神灵所作，数欠伸，甘麦大枣汤主之。"故方中加甘麦大枣汤以养心安神，和中缓急。淮小麦甘凉，养肝补心，除烦安神；甘草甘平，补养心气，和中缓急；大枣甘温质滋，益气和中，润燥缓急。患者肝郁气滞，虚热内扰则眠差、易怒，方用酸枣仁汤以养血安神，清热除烦。李老所创和中宁心汤由保和丸合生脉散加当归、龙骨、牡蛎、生姜、大枣而成。以保和丸健脾胃、消痰积、资化源。合生脉散补气益阴，宗气充足后继有源，则心、肺、肾之气均得补益。当归养血活血。化源足，痰瘀去，正气复，则心神得养。二诊显效，守方，加用淮小麦、龙骨、牡蛎，以加强重镇养心、除烦安神之效。三诊，悲伤欲哭再次出现，加用青皮、郁金以加强疏肝解郁之功。

李老认为，郁证新病、暴病者，用疏肝理气法，其郁易解，病久则情况逐渐趋于复杂，或肝郁化火，或气滞痰凝，或气滞络瘀。其治便宜兼顾，始克奏功。日久不愈，则因实而致虚。肝失疏泄之常，则愈壅愈盛，恃强凌弱，乘脾犯胃。气血两耗则心脾失养。郁火内炽，则真阴销烁，步入虚损之途，唯有扶助正气一法，以期脾胃健，真阴复，滞者通，结者化。

二、肝胃不和，气机不畅证

段某，女，26岁，2014年7月4日初诊。

主诉：间断性嗳气3年余。患者3年前因生气后出现间断性嗳气，紧张时明显，右侧季肋部胀满不适、口臭、口苦、口干，双下肢经常转筋，眼睛干涩，腰酸软无力，情绪易低落，对事物兴趣不佳，烦躁不安，饮食一般，眠欠佳，多梦，小便正常，大便2日一行，不成形，月经延期10~15天，经行3天、量少、色淡、偶有瘀块，经期小腹时有坠痛，舌质暗，苔黄腻，脉弦滑。中医诊断：郁证。

辨证：肝胃不和，气机不畅。

治法：疏肝和胃，调畅气机。

方药：保和丸加减。

处方：陈皮15 g，半夏12 g，茯苓30 g，炒莱菔子12 g，焦山楂15 g，焦神曲15 g，连翘10 g，当归20 g，白芍20 g，川芎10 g，枸杞子20 g，山茱萸20 g，香附12 g，木香12 g，炒枳壳12 g，厚朴12 g，青皮20 g，甘草10 g，生姜3片，大枣5枚。7剂，日1剂，水煎取汁500 mL，分2次服。

按：本例郁证，由于情志不遂而致肝气郁结，肝气犯胃，肝胃不和，胃气上逆所致。肝气上逆，胃失和降则嗳气不止。《类证治裁》云："肝木性升散，不受遏郁，郁则经气逆，为嗳，为胀，为呕吐，为暴怒胁痛，为胸满不食，为飧食泄……皆肝气横决也。"肝气横窜，伤及脾胃，脾胃虚弱则饮食欠佳，大便不成形；因肝脉循行于两胁，肝郁则胁肋胀满不适；肝气郁结，影响肝藏血的功能，血虚筋脉失养则出现下肢转筋，肝血虚则眼睛干涩；肝郁日久，气滞血瘀血虚则月经延迟、量少、色淡、有瘀块；舌质暗、苔黄腻、脉弦滑，为肝胃不和，气机不畅征象。治以疏肝健脾和中、理气养血祛瘀之法。

李老以保和丸加减治之，药用香附、木香、炒枳壳、厚朴、青皮以疏肝理气和中；陈皮、半夏、茯苓、炒莱菔子、焦山楂、焦神曲、连翘以健脾和胃降逆；当归、白芍、川芎以养血，助理气药以活血祛瘀；山茱萸、枸杞子滋补肝肾以去目涩、腰酸无力之症。诸药相合，使肝疏脾健中和，纳化有常，升降相因，气机条畅，筋脉得养，则诸症自愈。

第二节 消 渴

一、气阴两虚证

付某，男，66岁，2014年6月11日初诊。

主诉：口渴多饮伴多食易饥20天。患者近20天不明原因出现口渴多饮，饮水量明显增多，饮后仍觉口干渴，伴多食易饥，排尿次数及尿量均增多，神疲乏力，面赤，偶有多汗，舌边尖红，苔黄稍腻，舌下脉络瘀滞，脉细数。空腹血糖11.2 mmol/L，餐后2小时血糖17.6 mmol/L，尿糖（++），经西医诊断为2型糖尿病。中医诊断：消渴。

辨证：气阴两虚，瘀血内阻。

治法：益气养阴，活血通脉。

方药：生脉散合地黄饮子加减。

处方：太子参25 g，麦冬15 g，五味子15 g，煅龙骨20 g（先煎），煅牡蛎20 g（先煎），浮小麦30 g，山茱萸20 g，枸杞子20 g，黄芪15 g，石斛15 g，泽泻15 g，茯苓30 g，炒莱菔子10 g，焦山楂15 g，焦神曲15 g，连翘10 g，丹参20 g，川芎10 g，鸡血藤20 g，杜仲20 g，桑寄生20 g，续断20 g，枇杷叶15 g，甘草10 g。10剂，日1剂，水煎取汁500 mL，分2次服。

二诊（2014年6月23日）：服药后，患者症状明显改善。效不更方，再进10剂。以上方随症加减治疗2个月，患者复查血糖，空腹血糖6.2 mmol/L，餐后2小时血糖8.6 mmol/L，尿糖（－）。再服消渴丸1个月，以资巩固疗效。随访2年未见复发。

按：根据临床表现，此案属于"消渴"范畴，结合舌脉辨证为气阴两虚、瘀血内阻证。故选方为生脉散合地黄饮子，以益气养阴、活血通脉。地黄饮子主治消渴咽干，面赤烦躁，阴虚火炎，阳明郁热。《医林纂要》有云："此方意在滋阴血以济亢阳，故麦冬、枇杷叶所以佐天冬而清肺；黄芪、甘草所以佐人参而和脾胃；生地、泽泻所以佐熟地而滋肾；引肾水以上荣，而亢阳不能害，则于石斛取之。固其本根达其条枚，荣其枝叶，破其上逆之势，而泻其余邪。三焦之气顺，心包之血滋，火散而气清，润泽荣华，无烦躁咽干之病。"李老认为，消渴病久不愈，气阴极度耗伤，气为血之帅，气虚无力行血，血行瘀滞；阴虚火旺，血属阴分，虚火灼伤阴液，血液黏稠，血行不畅，最终致瘀血阻于脉络，遂酌加丹参、川芎、鸡血藤之类以活血通脉；偶有汗出过多，遂酌加煅龙牡、浮小麦以助敛汗除热；根据患者体质，酌加杜仲、续断、桑寄生以补益元气；为顾护脾胃，加焦山楂、焦神曲，亦补中寓消。二诊见效，辨证准确，效不更方。

二、肾阴亏虚证

李某，女，46岁，2014年5月19日初诊。

主诉：口干渴1个月余。患者1个月前开始出现口渴、口干，饮水多，腰膝酸软，纳差，偶有因惧怕血糖升高而怯食，盗汗，舌质淡暗，苔白、中后部黄，脉沉弦。空腹血糖为8 mmol/L。中医诊断：消渴。

辨证：肾阴亏虚，中焦失和。

治法：滋肾阴，和中焦。

方药：六味地黄丸合保和丸加减。

处方：生地黄15 g，牡丹皮20 g，丹参20 g，泽泻20 g，茯苓30 g，山药30 g，山茱萸20 g，陈皮15 g，竹茹15 g，炒莱菔子10 g，焦山楂15 g，焦神曲15 g，连翘12 g，青皮20 g，郁金20 g，石斛10 g，南沙参10 g，北沙参10 g，甘草10 g。15剂，日1剂，水煎取汁500 mL，分2次服。

服上方半月，患者告知口干、口渴已无，纳食转佳，血糖控制良好。

按："消渴"是中国传统医学的病名，是指以多饮、多尿、多食及消瘦、疲乏、尿甜为主要特征的综合病证。主要病变部位在肺、胃、肾，基本病机为阴津亏耗，燥热偏盛。关于消渴，《景岳全书·消渴》中载："消渴……皆富贵人病之，而贫贱者鲜有也。"《素问·奇病论》指出："肥者令人内热，甘者令人中满，故其气上溢，转为消渴。"由此可见，古代消渴病的患病人群多为中老年人，且尤以生活安逸、嗜食肥甘的非体力劳动者发病率高，这一认识与现代流行病学的研究结果基本一致。李老认为，此案为肾阴亏虚、中焦失和所致，故选方六味地黄丸合保和丸加减。方中六味地黄丸主滋肾阴，以补肾为主、补泻结合，用于多种原因所致之肾阴虚证，临床表现为腰膝酸软、咽干、头晕、耳鸣、遗精、阳痿、盗汗等；保和丸主和中焦，嗜食肥甘易致中满，应用保和丸不仅消食祛滞，更有助于增进食欲，调和中焦。

第三节　虚　劳

一、气血亏虚证

于某，女，51岁，2014年3月15日初诊。

主诉：失眠、脘腹胀满2个月，加重1个月。患者2个月前因工作原因出现失眠、脘腹胀满，1个月前因子宫腺肌症行子宫切除术，术后自觉症状加重，脘腹胀满，矢气多，纳食差，口干、口苦，不喜饮，眠差，排尿不畅，大便稀，皮肤干黄，舌质红，苔薄黄，脉沉细。中医诊断：

虚劳。

辨证：气血亏虚。

治法：健脾益气和血。

方药：自拟和中消胀汤加减。

处方：陈皮12 g，竹茹12 g，茯苓20 g，炒莱菔子12 g，焦山楂12 g，焦神曲12 g，连翘10 g，炒枳壳12 g，厚朴12 g，木香12 g，炒鸡内金20 g，焦麦芽20 g，太子参15 g，麦冬12 g，五味子10 g，当归10 g，甘草10 g，生姜3片，大枣5枚。7剂，日1剂，水煎取汁500 mL，分2次服。

二诊（2014年3月23日）：患者服药后睡眠较前改善，脘腹胀满减轻，口苦消失，体力恢复，舌尖红，舌质暗红，苔白、根部黄。守上方，加枸杞子20 g、山茱萸20 g、炒杜仲20 g、桑寄生20 g。14剂。

三诊（2014年4月8日）：服药后症状基本消失，纳食增加，但食后稍有呕吐、泛酸。守上方，加川楝子12 g、醋延胡索15 g。14剂。

按：烦劳过度，损伤五脏。适当的劳作，包括脑力及体力的劳动，为人的正常生活以及保持健康所必需。但烦劳过度则有损健康，因劳致虚，日久而成虚劳。本案患系烦劳过度，因劳致虚，日久成损，则出现腹胀、失眠。患者后又行子宫切除术，耗伤元气，致使气血虚损更甚。脾气虚运化无力则脘腹胀满、矢气多、纳食差、不喜饮、排尿不畅、大便稀；血虚失养则眠差、皮肤干黄。此皆为气血亏虚之象。治以益气和血，理气除胀。方拟和中消胀汤，此方系李老保和丸加减之系列经验方，由保和丸加厚朴、炒枳壳、木香、焦槟榔、炒鸡内金组成。方中以保和丸健脾胃，化痰湿，消积滞，寓补于消；生脉散加当归以益气养阴生血；厚朴、木香、炒枳壳、焦槟榔以宽中理气；焦麦芽、炒鸡内金消食导滞。诸药合用，共奏健脾益气、和血除胀之效。二诊，症状改善，故守方，加枸杞子、山茱萸、炒杜仲、桑寄生以温补脾肾之阳。三诊，仅食后稍有呕吐、泛酸，加用川楝子、醋延胡索以制酸。

二、气血亏虚，因虚致瘀证

郜某，女，39岁，2014年9月3日初诊。

主诉：全身乏力3年，腰酸1年。患者近3年来全身乏力，眠浅易醒，多梦，醒后疲乏感加重。1年来常感腰酸、腿困，久坐加重，休息后减轻，常嗳气，便溏，1次/日，肠鸣音明显，小便尚可，面色欠华，舌质淡暗，花剥苔，脉细弱。中医诊断：虚劳。

辨证：气血亏虚，因虚致瘀。

治法：益气补血，疏肝健脾。

方药：自拟培土荣木汤加减。

处方：陈皮15 g，半夏15 g，竹茹15 g，茯苓30 g，炒莱菔子12 g，焦山楂15 g，焦神曲15 g，连翘12 g，太子参20 g，麦冬15 g，五味子15 g，青皮20 g，郁金20 g，香附15 g，枳壳15 g，木香12 g，鸡内金20 g，当归20 g，炒白芍20 g，杜仲20 g，桑寄生20 g，续断20 g，甘草10 g。7剂，日1剂，水煎取汁500 mL，分2次服。

配合中成药参琥胶囊（院内制剂）口服，6粒/次，3次/日。

二诊（2014年9月24日）：服药后上述诸症改善明显，偶有呃逆、泛酸，月经周期正常、量可，纳眠可，大便仍溏，1次/日，小便可，舌质淡暗，苔薄白，脉沉细。守上方，加藿香20 g、炒薏苡仁30 g、芡实30 g。12剂。

按：虚劳是以脏腑亏损，气血阴阳虚衰，久虚不复成劳为主要病机，以五脏虚证为主要临床表现的多种慢性虚弱症候的总称。本案患全身乏力、腰酸腿困、休息后减轻、便溏、面色欠华、舌质淡暗、花剥苔、脉细弱，辨证为气血亏虚，因虚致瘀。对于虚劳的治疗，根据"虚则补之""损则益之"的理论，当以补益为基本原则。李老强调补益脾肾在治疗虚劳中的作用，以脾胃为后天之本，为气血生化之源，脾胃健运，五脏六腑、四肢百骸方能得以滋养。肾为先天之本，寓元阴元阳，为生命的本元。重视补益脾肾，先后天之本不败，则能促进各脏虚损的恢复。择方以保和丸为基础，脾胃健则气血生化有源。杜仲、桑寄生、续断温肾阳以补先天；太子参、麦冬、五味子、当归、炒白芍以益气养阴，活血祛瘀；青皮、郁金、香附、枳壳、木香以理气活血。

李老认为，虚劳过程中，感受外邪，耗伤正气，通常是病情恶化的重要原因。而虚劳患者由于正气不足，卫外不固，又容易招致外邪入侵，故应注意冷暖，避风寒，适寒温，尽量减少伤风感冒。

二诊，症状明显改善，故守方，呃逆、泛酸，大便仍溏，加用藿香、炒薏苡仁、芡实以化湿健脾和中，中焦和，则气机顺，脾气健，诸症皆消。

第四节 鼻 衄

阴虚血热，灼伤肺络证

王某，男，16岁，2014年6月9日初诊。

主诉：间断性鼻出血1年余。患者1年来间断性鼻出血，时有轻重，夏季频发。现症见：口唇干燥，面部痤疮散在，舌尖红，苔白、少津，脉细。形体瘦。中医诊断：鼻衄。

辨证：阴虚血热，灼伤肺络。

治法：清肺降火，凉血止衄。

方药：保和丸合养阴清肺汤加减。

处方：太子参20 g，麦冬15 g，白芍15 g，生地黄15 g，玄参10 g，竹叶15 g，金银花20 g，蒲公英20 g，紫花地丁20 g，栀子10 g，天冬15 g，陈皮15 g，白术10 g，茯苓30 g，炒莱菔子12 g，焦山楂10 g，焦神曲15 g，牡丹皮15 g，藕节30 g，甘草10 g。日1剂，水煎取汁500 mL，分2次服。

服药7剂，患者告愈。嘱少食辛辣。随访1年无复发。

按：鼻衄可归为虚实两大类。属实者有肺热、胃火、肝火；属虚者有肝肾阴虚、阴虚肺燥、脾不统血。实证者因火热迫血妄行而致衄，虚证者因阴虚血热或气虚不摄血而鼻衄。本案病属阴虚血热所致鼻衄，治法应以养阴润燥、凉血止衄为主。方中生地黄、玄参养阴润燥，清肺解毒；麦冬、白芍助生地黄、玄参养阴清肺润燥；金银花、蒲公英、牡丹皮凉血解毒而消痈；茯苓、白术、太子参健脾益气，助脾统血；藕节散瘀止血；甘草泻火解毒，调和诸药。诸药共奏养阴清肺、凉血止衄之功。

第九章　其他病案

第一节　牙　痛

痰湿蕴结，阴虚火旺证

郑某，女，52岁，2013年7月15日初诊。

主诉：左侧下牙痛1个月余。患者1个月前出现左侧下牙疼痛，服用西药疗效不佳（用药不详），故来诊。现症见：头昏沉，左侧下牙痛，胁肋不适，泛酸，呃逆，咯吐白痰，吐痰不利，纳食少，易犯困，二便调，舌质嫩红，苔白厚腻，脉弦。中医诊断：牙痛。

辨证：痰湿蕴结，阴虚火旺。

治法：理气化痰，滋阴泻火。

方药：保和丸加减。

处方：陈皮12 g，半夏10 g，茯苓20 g，炒莱菔子12 g，焦山楂15 g，焦神曲12 g，连翘12 g，炒鸡内金20 g，焦麦芽20 g，黄芩15 g，川贝母10 g，地骨皮20 g，银柴胡12 g，胡黄连10 g，白芍20 g，甘草10 g，生姜3片，大枣5枚。7剂，日1剂，水煎取汁500 mL，分2次服。

二诊（2013年7月22日）：服上药后，牙痛消失，偶有泛酸，胃不胀，纳食增多，呃逆、头昏沉、胁肋不适均减轻，二便调，舌质淡红，苔白稍厚腻，脉弦。守上方，加炒枳壳15 g、厚朴15 g、木香10 g。7剂。

按：本案所患系痰湿蕴结，阴虚火旺之牙痛。患者脾胃素虚，痰湿内盛，湿邪上蒙清窍，清窍不利，故头部昏沉、易犯困；脾运不及，胃纳不化，痰浊停胃则吐白痰、不欲纳食。方用保和丸健脾运胃，燥湿化痰，使脾主运化和胃主受纳功能恢复正常，以绝痰源，防痰湿蕴结化热；佐用川贝母以清热化痰，痰与热结胶痼难去，当先化痰祛湿为先，再图清热；肝气郁滞则胁肋不适，肝气犯胃则泛酸、呃逆，故加用焦麦芽以疏肝理气和胃。中医认为牙痛属"牙宣""骨槽风"范畴，多与手足阳明经关系密切，大肠、胃腑积热，或风邪外袭经络，郁于阳明而化火，火邪循经上炎而发牙痛。故治疗用黄芩以清热燥湿；胡黄连具有退虚热、消疳热、清热燥湿、泻火解毒的功用，配银柴胡，以增强除虚热之力。诸药合用，阳明胃热得清，虚火得泻，不止痛而痛自止，可见临床辨证之重要性。

二诊，牙痛消失，泛酸、呃逆、胁肋不适仍在，在保和丸基础上加用炒枳壳、厚朴、木香，为李老之"和中消胀汤"，主治由饮食不节、饥饱无常或肝郁气滞所致腹胁胀满、嗳腐泛酸、大便不畅等症。合用和中消胀汤，在滋阴降火基础上，更强调消积化滞、燥湿清热、调理胃肠，故诸症皆消。

第二节 燥 证

一、痰湿蕴结，气阴两伤证

卢某，女，46岁，2013年9月20日初诊。

主诉：身阵阵燥热伴头汗出3个月余。患者3个月前无明显诱因出现一阵阵燥热伴心烦急躁、头汗出，近1周出现肩部沉痛，腰酸困，腹胀，乳房不胀，膝关节痛，夜间口干，喜漱口不欲咽，受凉时则咽部不适，咯少量黏痰，偶有头晕，纳眠可，二便调，月经不规律、量少，舌质淡红，苔薄白，舌体偏大、有齿痕，舌中间有裂痕，脉沉弦滑。中医诊断：燥证。

辨证：痰湿蕴结，气阴两伤。

治法：理气化痰，益气生津。

方药：自拟和中宁心汤加减。

处方：陈皮10 g，竹茹12 g，茯苓30 g，炒莱菔子12 g，焦山楂15 g，焦神曲12 g，连翘12 g，太子参20 g，麦冬15 g，五味子15 g，沙参20 g，天冬15 g，知母10 g，远志10 g，茯神20 g，石菖蒲15 g，龙骨20 g（先煎），牡蛎20 g（先煎），甘草10 g，生姜3片，大枣5枚。7剂，日1剂，水煎取汁500 mL，分2次服。

二诊（2013年9月27日）：服上药后，燥热、头汗出消失，夜间口干、喜漱口不欲咽明显减轻，行走时偶有头晕，发际边头发变白，眼圈发黑，舌质淡红，苔薄白，脉沉弦。守上方，加黄芩15 g、当归15 g、鸡血藤20 g。8剂。

按：此案系更年期综合征，指妇女绝经前后出现性激素波动或减少所致的一系列以自主神经系统功能紊乱为主，伴有神经心理症状的一组症候群。中医辨证系痰湿蕴结，气阴两伤之脏躁。患者脾胃素虚，痰湿内盛，湿邪内阻，津液不布，津液不能上承于口，由于津液输布障碍，故口干、喜漱口不欲咽；气虚则头汗自出；痰扰心神则心烦急躁；阴液亏虚，虚热内生则身感阵阵燥热。方用李老自拟和中宁心汤以和中化痰，益气养阴，安神定志。该方由保和丸合生脉散化裁而来。保和之意在于调整脾胃功能，充分消化吸收各种营养，也包括充分吸收药物本身。用生脉散益气养阴，人参可安魂魄，止惊悸，宁心益智；麦冬滋阴养心；五味子纳气归肾，使肺气有根，以推动血液的运行，宗气充足后继有源。加龙骨、牡蛎以潜阳安神。该患者津亏液少，故换半夏为竹茹，换人参为太子参，以防人参过热过燥之弊；又加用远志、茯神、石菖蒲涤心经之痰以醒脾化痰安神。

二诊，行走时偶有头晕、发际边头发变白、眼圈发黑、舌质淡红、苔薄白、脉沉弦，乃脾虚痰阻，生化乏源。气阴两伤，血失所养则月经量少，血虚经脉失养则右肩疼痛，故方中佐当归、鸡血藤以补血活血、舒筋活络。本患者症状虽繁多，但李老执简驭繁，善抓主症，辨证准确，用药灵活，故能收效明显。

二、阴虚血热证

陈某，女，25岁，2013年12月20日初诊。

主诉：咽干、耳痒1年余。患者咽干，耳痒，口腔有异味，易上火，呼气有灼热感，偶有恶心，饮水多，纳眠可，二便调，月经正常，舌尖红，苔薄黄，脉滑数。中医诊断：燥证。

辨证：脾胃失和，阴虚血热，循络上犯。

治法：滋阴降火，润燥和中。

方药：生脉散合保和丸加减。

处方：太子参20 g，麦冬15 g，五味子15 g，南沙参15 g，北沙参15 g，天冬15 g，生地黄10 g，牡丹皮20 g，丹参12 g，忍冬藤20 g，徐长卿20 g，陈皮12 g，半夏10 g，竹茹15 g，茯苓20 g，炒莱菔子12 g，焦山楂15 g，焦神曲15 g，连翘12 g，石斛12 g，桔梗12 g，芦根20 g，甘草10 g，生姜3片，大枣5枚。7剂，日1剂，水煎取汁500 mL，分2次服。

二诊（2013年12月27日）：患者感觉症状改善，咽干明显好转，已无耳痒。守上方，7剂，以收全效。嘱其忌辛辣，注意调摄。随访1年未见复发。

按：中医学认为燥证的病因在于阴虚燥热，轻则肺胃阴伤，重则肝肾阴虚，皆因阴虚在先，燥热自内而生，治疗重点当滋阴救液，清燥生津，故滋阴药当属改善津亏的首要药物。本方选用生脉散，加用南沙参、北沙参、天冬、生地黄、牡丹皮、丹参、石斛等大量滋阴降火之品，以滋阴润燥，在此基础上合用保和丸，着重调护脾胃，使气血生化得源，增强机体免疫力。徐长卿有祛风解毒之功，忍冬藤有清热解毒、疏风通络之效，现代药理表明，忍冬藤、徐长卿有免疫调节作用。二诊，患者症状明显好转，故守方以求长效。

第三节　口腔异味

一、脾胃气虚证

张某，女，30岁，2013年4月24日初诊。

主诉：口淡无味半月余。患者半月前无明显诱因出现口淡无味，食少纳呆，食后胃脘胀满，伴身困乏力，月经提前1周，量少、色淡，舌质淡，苔薄白，脉沉细缓。中医诊断：口腔异味。

辨证：脾胃气虚，升降失司，胃浊上逆。

治法：益气健脾，消积助运。

方药：四君子汤合保和丸加减。

处方：太子参15 g，黄芪15 g，白术10 g，陈皮10 g，半夏10 g，茯苓20 g，炒莱菔子10 g，焦山楂10 g，焦神曲10 g，连翘10 g，炒鸡内金15 g，炒麦芽15 g，炒谷芽15 g，甘草10 g，生姜3片，大枣5枚。10剂，日1剂，水煎取汁500 mL，分2次服。

按：口腔异味为临床常见疾患，李老根据多年经验认为口腔异味可分为以下7种证型：①脾胃气虚证，表现为口淡无味；②脾胃湿热证，表现为口甜；③食滞中焦证，表现为口臭；④胆热上犯证，表现为口苦；⑤肺胃热盛证，表现为口中麻辣；⑥肾虚水泛证，表现为口咸；⑦燥热伤津证，表现为口涩。此患者为脾胃气虚，运化失司，精气不能上荣于口窍，故口淡无味；脾主肌肉，脾胃气虚，四肢肌肉无所禀受，故四肢乏力；脉沉细缓，舌质淡、苔薄白，月经量少、周期提前、色淡，为脾气亏虚，气血不荣所致。本案择四君子汤以益气健脾，保和丸调和中焦、健脾助运，佐以炒麦芽、炒谷芽增强消导之力。诸药共奏补脾益气、消积助运之功，故能使疾病速愈。

二、脾胃湿热证

王某，女，55岁，2013年11月6日初诊。

主诉：口中发甜2个月。患者近2个月来自觉口中发甜，饮白开水亦觉甘甜，伴口中黏滞不爽、泛吐厚浊涎沫，曾服中西药疗效欠佳。现症见：神疲乏力，面色欠华，口中发甜，口干欲饮量不多，纳少，食后胃脘作胀不适，眠差，大便不爽，小便黄，舌质淡暗，舌体略胖，舌边有齿痕，舌苔白腻微黄，脉沉缓无力。体形、营养中等。中医诊断：脾瘅。

辨证：湿热中阻，脾虚不运。

治法：清热和胃，健脾化湿和中。

方药：自拟和中消胀汤加减。

处方：陈皮10 g，半夏10 g，茯苓20 g，炒莱菔子10 g，焦山楂15 g，焦神曲10 g，连翘12 g，佩兰18 g，砂仁6 g（后下），厚朴10 g，木香10 g，炒鸡内金20 g，太子参12 g，炒白术10 g，生姜3片，大枣5枚。7剂，日1剂，水煎取汁500 mL，分2次服。

嘱其控制面食量，忌含糖食物、肥肉、辛辣之品。

二诊（2013年11月13日）：服药后口甜、口黏滞、吐厚浊涎沫不适症状减轻，并自感神清气爽、体力增加、面有光泽，饮食增加且食后胃脘作胀消失，大便调。继守上方，佩兰增至20 g，继服10剂以资巩固疗效。

按：本案称为"脾瘅"，最早记载于《素问·奇病论》："帝曰：有病口甘者，病名为何？何以得之？岐伯曰：此五气之溢也，名曰脾瘅。夫五味入口，藏于胃，脾为之行其精气，津液在脾，故令人口甘也。"瘅是热病，脾瘅即脾胃湿热证，症状主要为口中时有甜味，舌苔微黄略腻，口泛吐厚浊涎沫。其成因多由肥甘厚味太过助湿生热，脾虚气滞而不能输布精津，上溢于口而发口甘或口中泛吐厚浊涎沫，治以健脾和中化湿，消积助运。李老在保和丸基础上加厚朴、木香、炒鸡内金、炒枳壳、焦槟榔，自裁和中消胀汤以消积化滞、燥湿清热、调理胃肠。本案加用太子参、炒白术、生姜、大枣，共奏芳香化湿、益气健脾、调和脾胃之效。"治之以兰，除陈气也。" 兰草即今之佩兰，味辛平，气芳香，能化湿辟浊醒脾，用治口甘之脾瘅，有一定效果。故二诊中将佩兰增至20 g，以加强化湿辟浊醒脾之功。

三、肝胆湿热证

张某，男，30岁，2013年3月25日初诊。

主诉：口苦1个月余。患者1个月来口苦不适，心烦易怒，纳少，眠差，大便不爽，小便黄，曾服用龙胆泻肝丸稍缓解。现症见：面色欠华，口苦，咽干，纳少，食后胃脘胀满，眠差，梦多不解乏，大便不爽，小便黄，舌尖红，舌质暗红，苔厚腻，舌边有齿痕，脉沉弦滑有力。体形、营养中等。平时因业务应酬较多，多饮酒，嗜辛辣。现代医学相关检查无明显异常。中医诊断：胆瘅。

辨证：肝胆湿热内蕴，疏泄失职，枢机不利，胆气上溢。

治法：疏肝利胆，和中养胃。

方药：自拟和中利胆汤加减。

处方：柴胡12 g，黄芩15 g，半夏12 g，太子参15 g，青皮15 g，郁金20 g，茵陈18 g，栀子12 g，金钱草20 g，陈皮12 g，竹茹10 g，茯苓20 g，炒莱菔子15 g，焦山楂20 g，焦神曲12 g，连翘12 g，炒枳壳12 g，甘草10 g，生姜3片，大枣5枚。7剂，日1剂，水煎取汁500 mL，分2次服。

嘱其戒烟酒及肥甘厚味。

二诊（2013年4月1日）：口苦减轻，纳食增加且食后胀满消失，二便调，眠增，精神体力较前改善，舌质暗红，苔薄白略黄。守上方，金钱草增至25 g。继服7剂乃愈。

按：《素问·奇病论》云："帝曰：有病口苦……病名为何？何以得之？岐伯曰：病名曰胆瘅。夫肝者，中之将也，取决于胆，咽为之使。此人者，数谋虑不决，故胆虚，气上溢，而口为之苦。"

苦，在中医中对应的是心，但较少见于与心有关的疾病。多见于急性炎症，以肝、胆炎症为主，这常与胆汁的代谢有关。《素问·痿论》云："肝气热，则胆泄口苦……"杨上善《黄帝内经太素》曰："胆热，苦汁循脉入颊，故口苦，名曰胆瘅。"肝胆湿热蕴蒸，少阳枢机不利，胆热上犯常致口苦，治疗当以疏肝利胆、和中健脾助运之法。李老临证常以血逆散、金钱子散合保和丸化裁为和中利胆方，以疏肝利胆和中，再加用茵陈、栀子、郁金以清肝胆湿热，经方时方相结合，和解少阳佐以消积助运、理气散滞、清化痰湿等药物治疗口苦，辨证与辨病相结合，临证施药，每获佳效。

四、肺胃热盛证

刘某，男，50岁，2013年6月7日初诊。

主诉：口中辛辣2个月余。患者自觉口中辛辣，伴舌体麻辣不适，曾服中西药治疗（用药不详），效果欠佳，故来诊。现症见：口中辛辣，伴舌体麻辣不适，口舌干燥，常牙龈肿痛，饮食一般，眠差，大便不爽，小便黄，舌质红，苔黄略腻，脉沉弦滑有力。有饮酒史，嗜辛辣之味。中医诊断：口腔异味。

辨证：肺胃蕴热，痰食积滞。

治法：清肺化痰，消食导滞。

方药：保和丸合泻白散加减。

处方：陈皮10 g，竹茹10 g，茯苓20 g，炒莱菔子10 g，焦山楂15 g，焦神曲10 g，连翘12 g，石斛15 g，黄芩6 g，黄连6 g，南沙参18 g，栀子10 g，石膏15 g，地骨皮15 g，桑白皮15 g，生姜3片，大枣5枚。7剂，日1剂，水煎取汁500 mL，分2次服。

嘱其忌辛辣厚味之品。

二诊（2013年6月14日）：服药后口中麻辣感减轻，纳眠可，二便调。守上方，增南沙参至20 g、黄芩至15 g。继服15剂乃愈。

按：李老认为口腔异味之口中麻辣，可归为肺热盛。辛五味属肺，肺热得不到正常的宣发肃降，则热灼肺阴，耗伤阴津，临床上则表现为口中辛辣、口舌干燥，治疗须用清肺热、养肺阴之法。患者齿龈肿痛、大便不爽、小便黄、口舌干燥、口中辛辣感、舌体麻辣不适、舌质红、苔黄略腻、脉沉弦滑有力、嗜辛辣之味，当属肺胃蕴热、痰食积滞无疑，治当清肺化痰、消食导滞。李老择方仍以保和丸为基础，为防半夏之辛温助热伤阴，故去之，加黄连、黄芩、石膏、南沙参、石斛以清胃热滋阴、消食导滞，另择泻白散以清解肺热，诸药共用，故获良效。二诊效可，在原方基础上黄芩、南沙参增量，以加强滋阴清热之效。

五、食滞中焦证

张某，男，25岁，2013年2月22日初诊。

主诉：口中酸馊难闻半月余。现病史：患者半月前因应酬繁多，暴饮暴食之后引起嗳气酸腐，口臭，脘腹胀满，上腹部压痛，得食更甚，眠差，大便干结，2日一行，小便黄，舌质红，苔黄厚腻，脉滑实。中医诊断：口腔异味。

辨证：食滞中焦，升降失常。

治法：消食导滞，和胃除胀。

方药：自拟和中消胀汤加减。

处方：陈皮10 g，半夏10 g，茯苓20 g，炒莱菔子15 g，焦山楂20 g，焦神曲12 g，连翘12 g，焦槟榔15 g，炒枳壳12 g，木香12 g，炒鸡内金20 g，炒麦芽20 g，黄连6 g，甘草10 g，生姜3片，大枣5枚。3剂，日1剂，水煎取汁500 mL，分2次服。

服后乃愈。

按：口臭或口中酸腐多为食积胃火熏蒸，食滞中焦，脾胃升降失司而致，治以消食导滞、和胃除胀之法。患者暴饮暴食之后出现嗳气酸腐、口臭、脘腹胀满、大便干结、小便黄、眠差、舌质红、苔黄

厚腻、脉滑实，为食滞中焦所致。李老临证以保和丸为基础，加用炒
枳壳、木香、焦槟榔、炒鸡内金，自创和中消胀汤，以消积导滞，燥
湿清热，调理胃肠；患者舌质红、苔黄厚腻、脉滑实，属积滞化热无
疑，故加入黄连清脾胃湿热、积滞。诸药共用，则积者散，滞者消，
口中酸馊之味自消。

六、脾肾阳虚证

田某，女，51岁，2013年12月4日初诊。

主诉：口有咸味不适半月。患者平素腰膝酸软，畏寒肢冷，纳食一
般，眠差，易醒，大便干，2日一行，小便频数，已停经，舌尖红，舌质
暗红，苔白、根部黄略腻，脉沉弦。中医诊断：口腔异味。

辨证：脾肾阳虚，气化不利。

治法：健脾补肾，温阳化气。

方药：保和丸加减。

处方：太子参15 g，黄芪15 g，陈皮12 g，半夏10 g，茯苓20 g，炒
莱菔子15 g，焦山楂15 g，焦神曲10 g，连翘12 g，菟丝子20 g，山茱萸
20 g，淫羊藿20 g，制附子6 g，炒鸡内金20 g，焦麦芽20 g，甘草10 g，生
姜3片，大枣5枚。7剂，日1剂，水煎取汁500 mL，分2次服。

嘱其淡盐饮食。

二诊（2013年12月11日）：口中咸味减轻，睡眠好转，二便调，眼
睑水肿，舌尖红，舌质淡红，苔黄略腻，舌体瘦，脉象右沉滑、左沉
细。守上方，加赤小豆20 g、生栀子10 g。继服15剂，服后愈。

按：咸味入肾，肾主水，肾气亏虚，气化不利，寒水上泛故口
咸。《素问·水热穴论》云："肾者，胃之关也。"患者腰膝酸软、
畏寒肢冷，近期又出现口有咸味，李老认为，此乃脾肾阳虚、气化不
利之证，治宜健脾补肾、温阳化气之法。保和丸为基础方，调和中
焦，加用太子参、黄芪益气健脾，另择大量补肾温阳之品淫羊藿、制
附子、菟丝子、山茱萸，诸药共奏健脾补肾、温阳化气之功，辨证准

确，用药精当，故能获殊效。二诊，患者舌尖红、苔黄、失眠，故加用赤小豆、生栀子以降心火。

七、脾胃积热，燥热伤津证

王某，男，47岁，2013年10月16日初诊。

主诉：口中干涩1个月余。患者1个月来口中干涩，如食生柿子，鼻腔干燥发热，自觉向外冒热气，眼部干涩不适，食欲差，眠可，大便干，3日一行，小便涩、色黄，舌质红，苔薄黄、干燥少津，脉沉弦滑有力。有吸烟、饮酒史，嗜食辛辣之味。中医诊断：口腔异味。

辨证：脾胃积热，燥热伤津。

治法：清热和胃，养阴润燥。

方药：保和丸合生脉散加减。

处方：陈皮10g，竹茹10g，茯苓20g，炒莱菔子10g，焦山楂15g，焦神曲10g，连翘12g，石斛15g，太子参15g，麦冬15g，五味子15g，丹参20g，忍冬藤20g，徐长卿20g，甘草10g，生姜3片，大枣5枚。7剂，日1剂，水煎取汁500mL，分2次服。

二诊（2013年10月23日）：口中干涩减轻，鼻腔干燥发热感消失。守上方，加南沙参20g、芦根20g。继服7剂而愈。

按：李老认为口中干涩如食生柿多为脾胃积热、燥热伤津所致，治之以清热和胃、养阴润燥之法。李老惯用保和丸调和中焦，顾护胃气，使脾胃升降运化和谐，气血生化有源，此谓治中焦以灌四旁之理也。患者舌苔薄黄、口干渴，去半夏加竹茹以清热和胃，辅以石斛滋肾养胃生津，从而使津液生化有源；再加以生脉散（太子参易人参）补气生津，相得益彰；大剂量徐长卿、忍冬藤相须为用，凉血通络，从而调理气血，宣通经脉；甘草、生姜、大枣调和脾胃，服之不伤胃气。二诊加入芦根清养肺胃，使热清而不伤阴津。诸药共用，和中健脾以资生化之源，胃气旺，津液通，则病愈。

第四节　乳房胀痛

肝失疏泄，痰瘀阻滞证

刘某，女，32岁，2014年7月13日初诊。

主诉：乳房胀痛5个月余。患者5个月前坐月子受凉后出现乳房、腋下及后背胀痛，小腹隐痛，按之则舒，生气后、月经前胀痛明显，两眼睑肿胀，痛经，经期持续5～6天，量正常、色暗、偶有血块、周期正常，纳眠可，小便黄，大便稀溏，3～4次/日，舌质淡紫，有齿痕，苔薄白，脉沉弦。中医诊断：乳房胀痛。

辨证：肝失疏泄，痰瘀阻滞。

治法：疏肝健脾，化痰祛瘀。

方药：保和丸合金铃子散加减。

处方：陈皮15 g，半夏15 g，茯苓30 g，炒莱菔子10 g，焦山楂15 g，焦神曲15 g，连翘10 g，川楝子12 g，延胡索15 g，当归15 g，炒白芍15 g，川芎12 g，青皮20 g，郁金20 g，桂枝10 g，秦艽15 g，山药20 g，蜈蚣2条，三七粉6 g（冲服），血竭3 g，甘草10 g，生姜3片，大枣5枚。10剂，日1剂，水煎取汁500 mL，分2次服。

按：女性在不同时期由于生理或病理变化引起的乳房胀痛有多种原因和症状，比如经前出现乳房胀痛，月经干净后或排卵后出现乳房胀痛，穿内衣或触摸时皆会疼痛；亦可由乳腺增生、乳腺炎等导致。李老认为，女性在经前有乳房胀痛多与肝肾失调、气滞血瘀等因素有关，乳房是胃经所管、乳头属肝经所治，因此一切乳房疾病或发育不良或乳房萎缩，皆可从肝胃调治。本案系肝失疏泄，痰瘀阻滞之乳房胀痛，治以疏肝健脾、化痰祛瘀之法，择方以保和丸为基础，以健脾化痰。兼用大量疏肝理气、活血祛瘀之药，如当归、炒白芍、川芎、青皮、郁金，合金铃子散以活血化瘀止痛。诸药共用，以奏疏肝健脾、化痰祛瘀之效。

第五节　月经先期

脾虚血瘀，冲任失调证

李某，女，39岁，2014年8月11日初诊。

主诉：月经提前持续2个月余。患者2个月前无明显诱因出现月经周期提前7～8天，持续2次，经期量少、色暗、无血块，腰痛，乏力，纳少，眠差，入睡难，易醒，二便调。中医诊断：月经先期。

辨证：脾虚血瘀，冲任失调。

治法：健脾和胃，养血祛瘀。

方药：保和丸合四物汤加减。

处方：陈皮15 g，半夏12 g，茯苓30 g，炒莱菔子10 g，焦山楂15 g，焦神曲15 g，连翘12 g，太子参20 g，麦冬15 g，五味子15 g，杜仲20 g，桑寄生20 g，续断20 g，鸡血藤25 g，青皮20 g，郁金20 g，竹茹15 g，当归20 g，生白芍20 g，川芎12 g，熟地黄10 g，天竺黄10 g，甘草10 g，生姜3片，大枣5枚。15剂，日1剂，水煎取汁500 mL，分2次服。

按：月经先期是以月经周期比正常提前为主要表现的月经病。月经周期提前7天以上，甚至十余天一行者称为"月经先期"，亦称"经期超前""经行先期"。《景岳全书·妇人规》说："所谓经早者，当以每月大概论……勿以素多不调，而偶见先期者为早。"本案月经先期、量少、色暗，乏力、纳差，属于脾气亏虚，统摄无权，冲任不固，经血失调，以致月经先期来潮，兼有血虚、血瘀之象，治以保和丸合四物汤为基础，以健脾和胃，养血祛瘀。兼用杜仲、桑寄生、续断、鸡血藤以滋补先天、调理冲任；患者眠差、入睡困难、易醒，加天竺黄以宁心安眠。诸药共用，以奏补益脾肾、养血祛瘀、调经宁心之效。

第六节　阳　痿

肾阴亏虚证

卫某，男，29岁，2014年7月11日初诊。

主诉：阳痿、早泄1年余。患者1年前出现阳痿、早泄，房事不举，腰膝酸软，低热，盗汗，纳可，眠差，入睡困难，大便正常，小便频数，舌质淡红，苔薄黄，脉沉细。中医诊断：阳痿。

辨证：肾阴亏虚。

治法：滋阴补肾。

方药：六味地黄丸合保和丸加减。

处方：熟地黄10 g，生山药20 g，泽泻20 g，牡丹皮20 g，茯苓30 g，黄葵子20 g，淫羊藿15 g，枸杞子20 g，山茱萸20 g，陈皮15 g，姜半夏10 g，茯神30 g，炒莱菔子10 g，焦山楂15 g，焦神曲15 g，连翘10 g，川牛膝15 g，生薏苡仁20 g，丹参20 g，甘草10 g，生姜3片，大枣5枚。15剂，日1剂，水煎取汁500 mL，分2次服。

按：阳痿，又称"阴痿""阴茎不举""筋痿""阴器不用"等，是指男性除未发育成熟或已到性欲衰退时期外，性交时阴茎不能勃起，或虽勃起但勃起不坚，或勃起不能维持，以致不能完成性交全过程的一种病证。阳痿的病因病机比较复杂，与肝、肾、心、脾功能失调密切相关，然其理归结到一点，阳痿乃阳道不兴，功能失用之故。

患者房事不举、腰膝酸软、盗汗、低热，此系肾阴亏虚之阳痿，治以滋阴补肾之法，择方六味地黄丸合保和丸加减。方用熟地黄滋阴补肾，填精益髓；山茱萸补养肝肾，并能涩精，取"肝肾同源"之意；山药补益脾阴，亦能固肾；泽泻利湿而泄肾浊，并能减熟地黄之滋腻；茯苓淡渗脾湿，并助山药之健运，与泽泻共泄肾浊，助真阴得复其位；牡丹皮清泄虚热，并制山茱萸之温涩。张景岳认为："善补阳者，必于阴中求阳，则阳得阴助而生化无穷；善补阴者，必于阳中求阴，则阴得阳升而泉源不竭。"李老于方中加淫羊藿、牛膝正为阳中求阴之理，另以保和丸健后天之脾胃，从先天和后天两方面入手，诸药合用，故能收桴鼓之效。

第七节　湿　疹

湿热蕴结，上犯肌肤证

孙某，女，29岁，2014年7月30日初诊。

主诉：全身泛发性红疹4年余。患者4年前无明显诱因出现全身红疹，间断性出现，以颈项部、两腋下、前胸、双下肢为主，多为红色疹点。现症见：神疲乏力，心烦，口苦，双下肢密布红色疹点，瘙痒不适，月经量少、色暗、有血块，纳眠可，二便调，舌质淡红，苔黄厚腻，脉沉缓无力。中医诊断：湿疹。

辨证：湿热蕴结，上犯于肌肤。

治法：清利湿热，祛风止痒。

方药：藿香正气散合消风散加减。

处方：藿香15 g，大腹皮15 g，白芷15 g，陈皮15 g，茯苓30 g，生白术15 g，半夏15 g，炒莱菔子10 g，焦山楂15 g，焦神曲15 g，连翘10 g，乌梅15 g，丹参20 g，赤芍20 g，忍冬藤20 g，徐长卿20 g，当归15 g，荆芥15 g，牛蒡子10 g，蝉蜕10 g，甘草10 g，生姜3片，大枣5枚。7剂，日1剂，水煎取汁500 mL，分2次服。

二诊（2014年8月11日）：患者诉服药后症状减轻，双下肢疹点减少，瘙痒减轻，仍自觉神疲乏力，口苦，口干，纳眠可，大便不成形、黏稠，小便黄，舌体胖大，舌质淡红，苔薄白、有刺，脉沉滑弱。守上方，加黄柏15 g、黄芩15 g、石菖蒲15 g。7剂。

按：湿疹是由多种内、外因素引起的浅层真皮和表皮炎症。中医认为，湿疹是由于禀赋不耐，风、湿、热阻于肌肤所致。西医认为，该病病因复杂，是内外因相互作用的结果。湿疹的临床表现多种多样，可以呈红斑、丘疹、肿胀、水疱、糜烂、渗出、结痂、鳞屑、浸润、肥厚和皲裂等多种皮损。

本案根据患者临床表现及舌脉征象，辨证系湿热蕴结，上犯于肌肤之湿疹。治以清利湿热、止痒透疹之法，择方为藿香正气散合消风散加减。藿香正气散本为消暑和中、利湿辟秽之剂，李老用此盖因藿香、白芷皆为芳香辛散之品，俱能发表宣里，辟恶祛邪；大腹皮独入脾胃，行气散满，破气宽中；加生姜、大枣以和营卫，致津液，和中达表。消风散为治疗湿疹的常用方剂，常以皮肤瘙痒，疹出色红，或遍身云片斑点为证治要点。李老用此方常随症加减，风热偏盛而见身热、口渴者，加金银花、连翘以疏风清热解毒；湿热偏盛，见胸脘痞满、身重乏力、舌苔黄厚而腻者，加地肤子、车前子、栀子等以清热利湿；血分热甚，见五心烦热、舌红或绛者，加赤芍、牡丹皮、紫草以清热凉血。诸药合用，于祛风之中伍以除湿、清热、养血之品，使风邪去，湿热除，血脉和，以达"治风先治血，血行风自灭"之效，瘙痒自止。二诊，疹点减少、瘙痒减轻，故守方，加黄柏、黄芩以增强清热利湿之效；患者神疲乏力，加石菖蒲化湿开胃，开窍豁痰，醒神益智。

第八节　痤　疮

肺热挟瘀，痰热扰心证

赵某，女，28岁，2014年8月25日初诊。

主诉：面部痤疮反复发作8年余。患者8年前无明显诱因面部开始出现痤疮，以额头及两颊部较多，反复出现，自觉手心发热，眠差，入睡困难，纳食可，月经周期正常、量少、色淡、偶有血块，小便黄，大便干，2～3日一行，舌质暗红，有齿痕，苔微黄，脉沉细弦。中医诊断：痤疮。

辨证：肺热上循挟瘀，痰热扰心。

治法：清热解毒，消散疔疮。

方药：五味消毒饮加减。

处方：金银花20g，野菊花20g，蒲公英20g，紫花地丁20g，紫背天葵10g，黄芩15g，青皮20g，郁金20g，酸枣仁25g，川芎12g，丹参20g，赤芍20g，鸡血藤20g，枸杞子15g，鸡内金20g，麦芽20g，知母10g，浮小麦30g，太子参15g，麦冬15g，五味子15g，枳壳15g，炒白芍20g，甘草10g，生姜3片，大枣5枚。7剂，日1剂，水煎取汁500mL，分2次服。

二诊（2014年9月17日）：患者诉服药后，面部痘疹较前减少，月经量、色、质较前好转，白带较前增多且发黄，纳食一般，入睡改善不明显，小便黄，大便正常。守上方，加当归15g、磁石10g。7剂。

按：痤疮是毛囊皮脂腺部位的一种慢性炎症性皮肤病，好发于青少年，对青少年的心理和社交影响很大，但青春期后往往能自然减轻或痊愈，亦有成人发病者。临床表现以好发于面部的粉刺、丘疹、脓疱、结节等多形性皮损为特点。患者面部痤疮反复发作8年之久，手足心热，系肺热上循挟瘀、痰热扰心之痘疹，治以清热解毒、消散疔疮之法，择方五味消毒饮加减，兼用益气活血祛瘀之药。诸药共用，以奏清热解毒、消散疔疮之效。二诊，症状好转，但睡眠改善不明显，加用磁石以镇静安神。

第九节　脱　发

一、脾肾阳虚，阳损及阴证

郑某，男，46岁，2014年6月9日初诊。

主诉：脱发2年余。患者2年来脱发较严重，以颠顶、后枕部脱发为主，自诉工作压力大，情志变动较剧。现症见：腰膝酸软，四肢不温，自汗恶风，纳差，便溏，舌体胖、有齿痕，舌尖红，舌质淡红，苔黄，脉沉缓。中医诊断：脱发。

辨证：脾肾阳虚，阳损及阴，发失所养。

治法：温补脾肾。

方药：黄芪桂枝五物汤合保和丸加减。

处方：制何首乌20g，当归15g，黄芪20g，白芍20g，川芎12g，桂枝6g，郁金15g，杜仲15g，熟地黄10g，菟丝子20g，五味子15g，太子参20g，麦冬15g，女贞子15g，陈皮15g，茯苓30g，炒莱菔子10g，焦山楂15g，焦神曲15g，连翘10g，半夏10g，甘草10g，生姜3片，大枣5枚。20剂，日1剂，水煎取汁500mL，分2次服。

二诊（2014年7月7日）：服药后，脱发稍好转，四肢渐温，恶风减轻，舌体胖、有齿痕，舌质淡红，苔薄白，左脉沉弦，右脉沉细。守上方，加猪苓20g、生侧柏叶15g、泽泻20g。10剂。

以上方随症加减治疗2个月，患者精气神转佳，面色红润，脱发明显减少，再以肾气丸调理月余，已痊愈。随访1年，无复发。

按：头为诸阳之会，《素问·生气通天论》云："阳气者，若天与日，失其所则折寿而不彰。"患者因工作久伤阳气，虚且郁，故腰膝酸软、四肢不温、自汗恶风；因阳气不能上承，发失所养，故脱落之证而发。今以黄芪桂枝五物汤加减，益气、温阳、通经络、行血脉、和营卫、祛风寒，其治疗特色在"治血先治气，气行则血行"，如尤在泾所说："黄芪桂枝五物汤和营之滞，助卫之行……"在此基础上，加用熟地黄、菟丝子、女贞子以补肾，五味子、太子参、麦冬取生脉散之意以益气养阴滋发。此外，李老施治每每注重顾护脾胃，常用保和丸为基础以消食理气，防补药壅滞碍胃，遏阻气机。

二诊，症状有所好转，说明诊疗思路较为恰当，但患者舌体症状改善不明显，加猪苓、泽泻以甘淡渗泄，利水渗湿；《中国药典》

认为生侧柏叶有生发乌发之作用，对于血热脱发、须发早白有较好疗效，本方加之，甚为合适，故最终能取得满意的临床疗效。

二、心血耗伤，损及肝肾证

蒋某，女，50岁，2014年6月20日初诊。

主诉：脱发1年余。患者1年来脱发较严重，洗头、梳头时有较多头发脱落，晨起可见枕巾上头发散在，近日来家中琐事繁多，日夜操劳，脱发加重，故来诊。现症见：头晕，乏力，面色无华，眼周色黑，心悸，腰酸，纳可，眠差，二便调，形体瘦，舌质暗，苔黄、少津，脉沉细。中医诊断：脱发。

辨证：心血耗伤，损及肝肾，发失所养。

治法：益气养心，滋补肝肾。

方药：薯蓣丸加减。

处方：制何首乌20 g，山药20 g，桂枝6 g，当归15 g，川芎10 g，炒白芍20 g，白术15 g，麦冬15 g，熟地黄10 g，太子参20 g，桃仁10 g，红花15 g，侧柏叶10 g，陈皮15 g，半夏10 g，竹茹15 g，石斛10 g，茯苓30 g，炒莱菔子10 g，焦山楂15 g，焦神曲15 g，连翘10 g，牡丹皮15 g，枳壳12 g，厚朴12 g，木香12 g，甘草10 g。15剂，日1剂，水煎取汁500 mL，分2次服。

二诊（2014年7月4日）：服药后，患者心悸已无，腰酸好转，睡眠转佳。嘱其静心调养。效不更方，15剂。

以上方随症加减治疗2个月，患者脱发明显减少，面色转华，偶有腰酸。将上述方药粉碎为细粉，炼蜜为丸，嘱其服药1个月，以资巩固疗效。

按：该案患者因劳累过度，心、脾、肾俱伤，日久气血双亏，不能上荣而致脱发。《金匮要略·血痹虚劳病脉证并治》云："虚劳诸不足，风气百疾，薯蓣丸主之。"该方扶正从气血阴阳入手，故用山药健脾，配四君使脾胃得以健运，则气血阴阳化生有源，复有四物养血，桂枝行阳，神曲开郁，白芍养血，麦冬养阴。全方散诸风邪，补诸不足，滋诸枯槁，调诸营卫，故能气血足而发生。酌加半夏、陈皮以化痰消滞，加厚朴、枳壳、木香以化湿行气，加焦山楂、炒莱菔子以消食和胃，防滋腻壅滞，中满碍胃，补中寓消，顾护脾胃，则气血生化、运行畅而不滞。二诊，症状减轻，故守方。此为劳之过极所致之虚证，补益较为缓慢，丸药较汤剂温和，故改汤剂为丸剂以巩固疗效，此为李老治疗慢性疾病常用之法。

附录　李鲤教授保和丸化裁系列方

　　保和丸出自元代朱震亨《丹溪心法》一书，由山楂、神曲、半夏、茯苓、陈皮、连翘、莱菔子组成，系消导剂之首方，功效消食和胃。综观全方药性平和，无偏寒、偏热之嫌，也无大补峻泻之弊。其功一则可和脾胃、消痰积、散郁结，消各种有形之邪，有利于正气的恢复；二则可促进药物的吸收，促使药效的发挥。李老常用此方加减治疗胸痹、中风、臌胀、肺胀、肝著、胆胀、心悸、怔忡、胃脘痛、痢疾、带下病等多种疾病，其关键在于辨证精确，加减得当。

　　李老认为，今后相当长的时期内，心脑血管疾病、肝病等仍是威胁人类健康的重大疾病。形成这些疾病的原因很多，但其主要病理症结就是"痰瘀"二字。保和丸是消痰、化积、解郁、散结的良方，对前述多种病证有明显的预防和治疗作用。正如程钟龄在《医学心悟》中云："消者，去其壅也，脏腑、经络、肌肉之间，本无此物而忽有之，必为消散，乃得其平。"因此，该方应用范围在临床实践中将会逐渐扩大。

　　今世民食多甘美，待宾客多饮酒浆，嗜烟草者亦为数不少，加之劳心思虑，郁怒在所难免。因此，多虚中夹实，不宜纯补，宜用"寓补于消"之法，以消代补，用保和丸从中焦治疗入手，借以除壅滞，开化源。如此则不补气而气渐生，不补血而血渐长，不补肝而肝得养，不补心而心得奉。

　　李老擅长以保和丸加减治疗多种疾病，疗效卓著。现将其保和丸化裁验方总结如下。

（一）培土荣木汤

[药物组成]由保和丸加青皮、郁金、当归、白芍、枸杞子、炒鸡内金组成。具体方药：陈皮12 g，半夏12 g，茯苓30 g，炒莱菔子15 g，焦山楂15 g，焦神曲12 g，连翘10 g，当归15 g，白芍12 g，青皮12 g，郁金15 g，枸杞子15 g，炒鸡内金20 g。水煎服，日1剂，分2～3次温服。

[功能]和中健脾，疏肝养肝。

[主治]郁证、肝著、臌胀、黄疸（包括西医之肝炎、胆囊炎、胆结石、肝硬化等）等疾患。症见胁肋胀痛，脘满纳差，舌苔白厚或微黄，脉沉滑或沉弦。

[加减]热痛者，加金铃子散；瘀痛者，加丹参、五灵脂；气痛者，加香附；癥积者，加炮山甲、鳖甲、牡蛎；黄疸者，加茵陈、虎杖、赤小豆；臌胀者，加白术、猪苓、泽泻、车前子等。

[方解]肝属木，其性条达疏泄。脾属土，主运化水湿和精微。肝木抑郁则必先乘脾土，临床可见，有因外邪入里寄于肝胆而日久化热形成肝著、胆胀者；因嗜酒过度而肝郁不舒者；或因肝郁甚而致腹部浊水内流形成臌胀者。该方当归、白芍养肝疏肝；青皮、郁金疏肝理气解郁；炒鸡内金消食软坚，加枸杞子补肾养肝，寓补母益子之意。保和丸为开化源而设，服后患者中焦得和，肝脏得荣而康复，故曰培土荣木也。

（二）培土生金汤

[药物组成]由保和丸加桑白皮、杏仁、黄芩、川贝母、当归组成。具体方药：陈皮10 g，半夏12 g，茯苓20 g，炒莱菔子15 g，焦山楂15 g，焦神曲10 g，连翘10 g，桑白皮20 g，杏仁10 g，黄芩10 g，川贝母10 g，当归15 g。水煎服，日1剂，分2～3次温服。

[功能]和中化痰，宣肺止咳。

[主治]咳嗽、肺胀、喘证、哮证（包括西医之支气管炎、肺气肿、支气管哮喘、肺心病及支气管扩张等）等疾患。症见咳嗽，气喘，胸闷脘满，纳差，咯黄白痰，舌苔黄厚腻或白厚微黄，脉沉滑。

　　[加减] 咯血者，加三七、焦栀子、炒黄芩、墨旱莲、女贞子；痨瘵兼低热者，加地骨皮、炙百部、全蝎；阴虚者，去半夏，加北沙参、百合、麦冬；哮喘者，加地龙、僵蚕。

　　[方解] "脾胃为生痰之源，肺为贮痰之器"，脾胃健则痰源乏竭，肺得肃则宣降复常。此方由保和丸合桑杏汤化裁而来。方中易桑叶为桑白皮以泻肺化痰；黄芩主清肺热；杏仁宣肺止咳；川贝母清化痰热；当归养血活血以疏通肺络；保和丸以滋养化源，土旺则金生。《灵枢·口问》说："谷入于胃，胃气上注于肺。"化源一开，娇脏得养，则正旺邪却，肺金清肃而病愈。

（三）培土益母汤

　　[药物组成] 由保和丸加薤白、全瓜蒌、丹参、川芎、淫羊藿组成。具体方药：陈皮10 g，半夏12 g，茯苓20 g，炒莱菔子15 g，焦山楂15 g，焦神曲12 g，连翘10 g，薤白12 g，全瓜蒌30 g，丹参30 g，川芎12 g，淫羊藿15 g。水煎服，日1剂，分2~3次温服。

　　[功能] 消痰祛瘀，宽胸理气，温阳开痹。

　　[主治] 胸痹（包括西医之缺血性心脏病等）等心脏疾患。症见阵发性胸痛，可放射至左肩臂内侧，疼痛呈绞窄性、窒息性或闷胀感，伴脘满纳差。病重者，面虚浮微黑，舌体胖、边有齿痕，舌质暗，苔白，脉沉滑尺弱。

　　[加减] 若心气虚者，胸痛遇劳加剧者，加红参、炙甘草、黄芪；阳虚遇寒痛甚者，加制附子、桂枝；血瘀甚者，加三七、地鳖虫。

　　[方解] 心属火，主神又主血脉，火者土之母也，但其营养源于脾胃，脾胃化源不足则心之阴阳俱虚。火为阳，痰浊瘀血属阴，火恶痰浊，痰浊凝聚则阻滞经脉。而脾胃又为生痰之源，所以祛痰亦当调理脾胃。心一有恙则阳痹血瘀，故又当温阳开痹，活血化痰。同时心阳又源于肾阳，赵献可《医贯》云人身之主非心而为命门，故治心又当佐以温肾之品。本方中保和丸开化源而消痰；瓜蒌、薤白宽胸化痰理气，温阳开痹；丹参、川芎活血化瘀；淫羊藿补肾温阳以养心阳。

（四）培土制水汤

［药物组成］由保和丸加黄芪、白术、猪苓、泽泻、车前子、炒鸡内金组成。具体方药：陈皮10 g，半夏12 g，茯苓30 g，炒莱菔子15 g，焦山楂15 g，焦神曲12 g，连翘10 g，黄芪30 g，白术15 g，猪苓30 g，泽泻15 g，车前子30 g（包煎），炒鸡内金20 g。水煎服，日1剂，分2～3次温服。

［功能］和中健脾，利水消肿。

［主治］水肿、臌胀（包括西医之慢性肾病、腹水等）等疾患。症见四肢、腹部肿胀，颜面水肿，脘满纳差，舌体胖，舌质暗淡，苔白腻或黄腻，脉沉弦滑。

［加减］若气虚者，可加党参；兼血虚者，加当归；胃失和降，舌苔白、多津者，加砂仁、白豆蔻；阳虚甚者，加仙茅、淫羊藿、肉桂、菟丝子。

［方解］肾主水，司二便，脾属土，主运化。若脾失健运，肾失主水，水液泛滥，当培土而制水，使脾胃健运则水肿自可消退。此用消法者，是针对痰湿阻滞、中焦失运而设，与治疗脾虚不运的补中益气法和益气健脾法迥然不同。保和丸健运中焦，加大茯苓用量可淡渗利水，与白术、泽泻、猪苓合为四苓散，健脾利水，其性甚平；车前子为利水专药；黄芪补气、利尿；炒鸡内金一可消食，二可开结利水。

（五）培土燮理汤

［药物组成］由保和丸加党参、白术、桃仁、当归、肉苁蓉、制何首乌、大枣、炙甘草组成。具体方药：陈皮10 g，半夏12 g，茯苓15 g，炒莱菔子15 g，焦山楂15 g，焦神曲10 g，连翘10 g，党参15 g，白术15 g，桃仁10 g，当归15 g，肉苁蓉30 g，制何首乌10 g，大枣3枚，炙甘草10 g。水煎服，日1剂，分2～3次温服。

［功能］益气养血，和中除滞。

［主治］气虚气滞血虚型便秘（包括西医之结肠慢传输型便秘、乙状结肠冗长等功能性便秘）。症见虽有便意，便质多正常或仅稍有干

结，努挣乏力，汗出，神疲气怯，头晕目眩，心悸，舌苔薄，脉虚细。

[加减]若排便困难，腹部坠胀者，合用补中益气汤；若气息低微，懒言少动者，加用生脉散；若脘腹痞满，舌苔白腻者，加白扁豆、砂仁、枳壳。

[方解]便秘虽属大肠传导功能失常所致，但久秘必与气虚气滞血虚有关。因气虚气滞则大肠传送无力；血虚则津枯不能荣润肠道，无水行舟而秘结。滞者行之，李老认为其治疗当调理气机，以增加肠道推动之力；虚者补之，故当补血活血，使肠道得润，即增水行舟之法。但气为血帅，血为气母，气病必及血，血病也必及气，故理气与调血不能截然分开，而当并行，即调和气血为基本大法。又便秘不通必致郁热内生，故当消积清热与调和气血并行。该方取保和丸在于调整脾胃功能，使其充分消化吸收各类营养，也包括充分吸收药物本身，以使药物更好地发挥疗效；党参、白术补气健脾；桃仁、当归、肉苁蓉、制何首乌补血活血，润肠通便；大枣、炙甘草健脾和中。全方可使化源充足，正气得复，精血得生，瘀结得除，而秘结自可消失。

（六）和中宁志汤

[药物组成]由保和丸加远志、石菖蒲、龙骨、牡蛎组成。具体方药：陈皮10 g，半夏12 g，茯苓15 g，炒莱菔子15 g，焦山楂15 g，焦神曲10 g，连翘10 g，远志10 g，石菖蒲12 g，龙骨30 g（先煎），牡蛎30 g（先煎）。水煎服，日1剂，分2～3次温服。

[功能]和中化痰，开窍宁志。

[主治]郁证、痫证、不寐、百合病（包括西医之痴呆、心因性反应症、神经衰弱、癔症等）等疾患。症见痴呆不语，或哭笑无常，夜不能寐或夜梦纷纭，纳差脘满，食则腹胀，舌体胖、边有齿痕，舌苔白厚或中部黄，脉沉滑。

[加减]夜寐不安者，加甘松、紫石英；舌质偏红、苔少者，去半夏，加竹茹、石斛；舌质红、苔黄厚、大便干者，加大黄。

[方解]志为肾所藏，今世之人，心理因素日趋复杂，思虑过度则

伤脾，脾伤则运化失职，水湿不运，痰浊内生，痰浊与清阳搏结于上，则元神被扰，而致神志不宁。所以，欲宁志当以保和丸和中化痰为主，佐以远志、石菖蒲、龙骨、牡蛎等开窍宁志、潜镇定惊、开郁醒脾之品。

（七）和中宁心汤

［药物组成］由保和丸加人参、麦冬、五味子、当归、龙骨、牡蛎、生姜、大枣组成。具体方药：陈皮10 g，半夏12 g，茯苓15 g，炒莱菔子15 g，焦山楂15 g，焦神曲10 g，连翘10 g，人参10 g，麦冬15 g，五味子10 g，当归15 g，龙骨30 g（先煎），牡蛎30 g（先煎），生姜3片，大枣3枚。水煎服，日1剂，分2～3次温服。

［功能］健脾和胃，补气养血，宁心安神。

［主治］心悸、怔忡（包括西医之心律失常等）等疾患。兼见脘满纳差，面色不华，舌体胖，苔白腻或中部黄，脉沉滑或结代。

［加减］气阴两虚兼汗出不止者，重用山茱萸；气虚挟瘀者，加丹参、川芎、红花；失眠多梦者，加夜交藤、合欢皮、酸枣仁、柏子仁；兼心阳不振者，加桂枝、制附子；兼气郁烦闷、情志抑郁者，加香附、郁金、绿萼梅；兼阴虚火旺者，加竹叶、生地黄、莲子心。

［方解］心悸一证，虚者多见气血阴阳亏虚，实者多表现为痰瘀阻络，临床上多表现为虚实夹杂证。《血论证》云："心中有痰者，痰入心中，阻其心气，是以心跳不安。"《素问·痹论》说："脉痹不已，复感于邪，内舍于心。"情志因素多以惊扰心胆为主，如忽闻巨响、突见奇物或登高涉险，均可使心血亏虚，心失所养而发病。正如《丹溪心法》曰："人之所主者心，心之气所养者血，心血一虚，神气不守，此惊悸之所肇端也。"李老认为，凡心胆受惊，气虚血亏，而兼痰湿阻滞、中焦失和及心脉瘀阻者，均可选用本方。方中保和丸之意在于健脾和胃，消化吸收各种精微；用生脉散补气益阴，使肺气有根，以推动血液运行，宗气充足后继有源，心气、肺气、肾气均得补益；当归养血活血；龙骨、牡蛎潜镇安神。诸药合用，使化源充足，痰瘀去，则正气复。

（八）和中利胆汤

［药物组成］由保和丸合四逆散、金铃子散加金钱草组成。具体方药：陈皮10 g，半夏12 g，茯苓15 g，炒莱菔子15 g，焦山楂15 g，焦神曲10 g，连翘10 g，柴胡10 g，白芍15 g，炒枳实10 g，川楝子10 g，醋延胡索15 g，金钱草30 g，甘草10 g。水煎服，日1剂，分2～3次温服。

［功能］和中健脾，疏肝利胆。

［主治］胆胀、胁痛（包括西医之胆囊炎、胆石症等）等疾患。症见右胁疼痛，口苦，厌油，脘满纳差，或往来寒热，大便或干或润，小便黄，舌质红，苔薄黄或黄腻，脉弦。

［加减］若往来寒热者，加黄芩；胁痛甚，加重芍药剂量；大便干者，加大黄、芒硝（冲服）。

［方解］胆与肝为表里，内藏胆汁，胆汁来源于肝之余气，可促进脾的运化。若肝胆郁滞，脾胃失运，则致脘满纳差。邪正相争在半表半里，故见往来寒热。胆热郁久煎熬胆汁，炼久成石，阻滞经脉，致肝胆经气不利，则右胁疼痛。方中保和丸和中以资化源为君；四逆散透解郁热，疏肝理气为臣；金铃子散疏肝泻热，理气止痛；与金钱草清肝胆湿热共为佐；甘草调和诸药为使。诸药共奏和中疏肝利胆之功。

（九）和中止带汤

［药物组成］由保和丸加芡实、炒山药、薏苡仁、黄柏、车前子、炒鸡内金组成。具体方药：陈皮10 g，半夏12 g，茯苓15 g，炒莱菔子15 g，焦山楂15 g，焦神曲10 g，连翘10 g，芡实30 g，炒山药30 g，薏苡仁30 g，黄柏10 g，车前子30 g（包煎），炒鸡内金20 g。水煎服，日1剂，分2～3次温服。

［功能］健脾固涩，清利湿热。

［主治］带下病（包括西医之阴道炎、宫颈炎和子宫内膜炎等）等疾患。妇女带下量多、外阴瘙痒或色黄有臭味，纳差，脘腹胀满，或腰部少腹疼痛，舌体胖，苔白腻或黄，脉沉滑。

［加减］若舌苔黄，小便赤者，加半枝莲、焦栀子、蒲公英、紫花

地丁；腰痛重者，加桑寄生、续断。

［方解］痰湿壅阻脾胃，运化失常，则水湿精微下流，而成带下。色白者为白带，郁而生热转为黄色，且有臭味，称为黄带。土可治水，寒可清热，故用保和丸健运脾胃，和中化湿；加薏苡仁、黄柏、车前子清利下焦湿热；加芡实、炒山药健脾补肾固涩；加炒鸡内金消食、开结利水。中焦和，化源开，精微化，再加固本清热利湿之剂，则带下可愈。

（十）和中消胀汤

［药物组成］由保和丸加炒枳壳、厚朴、木香、焦槟榔、炒鸡内金组成。具体方药：陈皮10 g，半夏12 g，茯苓15 g，炒莱菔子15 g，焦山楂15 g，焦神曲10 g，连翘10 g，炒枳壳12 g，厚朴12 g，木香10 g，焦槟榔10 g，炒鸡内金20 g。水煎服，日1剂，分2～3次温服。

［功能］和中除滞，行气除胀。

［主治］痞证、泄泻、腹痛（包括西医之急慢性胃肠炎、消化不良和痢疾等）等疾患。症见脘腹胀满或疼痛，嗳腐吞酸，大便不畅，小便黄，舌苔白厚或黄腻，脉沉滑有力。

［加减］若兼赤白痢疾者，加地榆、川黄连；兼呕吐者，加藿香、砂仁。

［方解］胃气以降为顺，由于嗜食辛辣或饮酒厚味，或过食生冷，导致胃失和降，脾失健运，气机升降失常，则见痞证、泄泻、腹痛等，正如《素问·阴阳应象大论》所云："浊气在上，则生䐜胀。"本方以保和丸消积化滞，燥湿清热，调理胃肠，使积者散，滞者消，湿热者清；加炒枳壳、厚朴、木香行气除胀，调理胃肠之气机；焦槟榔消食导滞；连翘兼清胃热，和胃气；更加炒鸡内金以增强磨谷之力。

（十一）和中止痢汤

［药物组成］由保和丸加黄连、地榆组成。具体方药：陈皮10 g，半夏12 g，茯苓15 g，炒莱菔子15 g，焦山楂15 g，焦神曲10 g，连翘10 g，黄连10 g，地榆15 g。水煎服，日1剂，分2～3次温服。

［功能］消食和胃，清化湿热。

［主治］痢疾、泄泻（包括西医之急慢性肠胃炎和细菌性痢疾等）等疾患。症见脘满腹胀，下痢赤白，或大便溏泄，舌苔白厚而黄或厚腻，脉沉滑。

［加减］腹胀甚者，加炒枳壳、木香、厚朴、焦槟榔；表未解者，加葛根、金银花；大便滑脱不禁，或有赤白黏胨者，加赤石脂、粳米、干姜。

［方解］《素问·太阴阳明论》曰："食饮不节，起居不时者，阴受之……阴受之则入五脏……入五脏则满闭塞，下为飧泄，久为肠澼。"朱丹溪说："凡积病不可用下药，徒损真气，病亦不去，当用消积药，使之融化，则根除矣。"故用保和丸以消积，加黄连、地榆清热燥湿，则伤食痢止矣。方中山楂为君，消一切饮食积滞。臣以神曲，消食健脾，炒莱菔子消食下气。佐半夏、陈皮行气化滞，和胃止呕；茯苓健脾利湿；食积易于化热，故加连翘以清热散结。诸药配伍，可消食和胃，清化湿热，行气止痢。

（十二）和中敛疡止痛汤

［药物组成］由保和丸加川楝子、醋延胡索、川贝母、乌贼骨、煅瓦楞子组成。具体方药：陈皮10 g，半夏12 g，茯苓15 g，炒莱菔子15 g，焦山楂15 g，焦神曲10 g，连翘10 g，川楝子12 g，醋延胡索15 g，川贝母12 g，乌贼骨30 g，煅瓦楞子30 g。水煎服，日1剂，分2～3次温服。

［功能］祛湿清热，敛疡止痛。

［主治］胃痛、泛酸、嘈杂、痞证（包括西医之胃炎、胃及十二指肠溃疡、反流性食管炎等）等疾患。症见胃脘胀满，按之疼痛，或痛有定时，嘈杂吐酸，口苦，舌尖红，苔中部微黄或黄厚，脉沉弦或沉弦滑。

［加减］若吐酸，心下烦满，咽干，口苦，舌苔黄，脉弦数者，加川黄连、吴茱萸；若胃热甚，食入即吐者，加川黄连、竹茹；大便呈柏油样，呕血者，加地榆炭、白及粉。

[方解]《灵枢·营卫生会》云："中焦如沤。"胃属中焦，主燥喜润。若胃湿内盛，使胃阳被遏，升降失司；湿郁化热，湿热内蕴，伤及胃络，故见疼痛、烦满等症。方中二陈汤和中祛湿；连翘味苦微寒，可清热解毒，消肿疗疡；煅瓦楞子、乌贝散制酸，收敛止血；金铃子散清热利湿，理气止痛。合而具有祛湿清热、敛疡止痛之功。

（十三）保和滋肾汤

[药物组成]由保和丸合《医便》龟鹿二仙胶加熟地黄、巴戟天、淫羊藿组成。具体方药：陈皮10 g，半夏12 g，茯苓15 g，炒莱菔子15 g，焦山楂15 g，焦神曲10 g，连翘10 g，鹿角胶10 g（烊化），龟板胶10 g（烊化），红参15 g（煎），枸杞子15 g，熟地黄15 g，巴戟天15 g，淫羊藿15 g。水煎服，日1剂，分2～3次温服。

[功能]健运脾胃，益气养血，补肾填精。

[主治]气血精髓亏虚之痿证（包括西医之运动神经元病、多发性硬化、脊髓病变、重症肌无力和周期性瘫痪）等疾患。症见肢体软弱无力，日久不用，引起肌肉萎缩或瘫痪，言语不清，吞咽困难，舌质淡红，苔薄白，脉沉细或细弱。

[加减]兼便溏者，加炒扁豆30 g、炒山药30 g；兼遗精者，加金樱子15 g、益智仁15 g；吞咽障碍明显者，加石菖蒲12 g、郁金10 g。

[方解]保和丸方中以山楂为君，以消一切饮食积滞，尤善消油腻肉食之积。以神曲消食健胃，更化陈腐之积，炒莱菔子下气消食，长于消面之积，共为臣。三者同用，消除食物积滞。佐半夏、陈皮行气化滞、和胃止呕，茯苓健脾利湿。食积最易化热，故又加连翘清胃散结。该方配入《医便》龟鹿二仙胶，李中梓曰："人有三奇，精、气、神，生生之本也。精伤无以生气，气伤无以生神。精不足者，补之以味。鹿得天地之阳气最全，善通督脉，足于精者，故能多淫而寿；龟得天之阴气最具，善通任脉，足于气者，故能伏息而寿。二物气血之属，味最纯厚，又得造化之元微，异类有情，竹破竹补之法也。人参益气，枸杞生精，佐龟、鹿补阴补阳，无偏胜之忧，入气入血，有和平之美也。由是

精生而气旺，气旺而神昌，庶几龟、鹿之年矣，故曰二仙。"脾胃肝肾健旺，饮食水谷增进，气血充盛，精髓筋骨得养，则痿证可除。故名曰保和滋肾汤。

（十四）保和滋肌汤

［药物组成］保和滋肌汤由保和丸和《景岳全书》左归丸合方而成。具体方药：陈皮10 g，半夏12 g，茯苓15 g，炒莱菔子15 g，焦山楂15 g，焦神曲10 g，连翘10 g，鹿角胶10 g（烊化），龟板胶10 g（烊化），熟地黄20 g，枸杞子15 g，山茱萸15 g，山药15 g，怀牛膝10 g，菟丝子15 g。水煎服，日1剂，分2～3次温服。

［功能］健运脾胃，补益肝肾。

［主治］脾肾亏虚之痿证（包括西医之进行性肌营养不良症、多系统萎缩、重症肌无力和周期性瘫痪等）等疾患。症见肢体肌肉痿软无力或虚肥（假性肥大），呈进行性加重，日久可引起肌肉萎缩或瘫痪，言语不清，吞咽困难，舌质淡红，苔薄白，脉沉细或细弱。

［加减］若真阴不足，虚火上炎者，去枸杞子、鹿角胶，加女贞子15 g、麦冬15 g；夜热骨蒸者，加地骨皮15 g；大便燥结者，去菟丝子，加肉苁蓉30 g；兼气虚者，加太子参30 g以补气。

［方解］《灵枢·海论》说："胃者，水谷之海。"五脏六腑之营养皆来源于胃。由于胃与五脏六腑关系密切，因此《灵枢·五味》云："胃者，五脏六腑之海。"脾与胃互为表里，脾主运化又主统血，胃主受纳腐熟，脾升胃降，燥湿相济，共同完成饮食水谷的消化、吸收和输布的功能。脾胃运化失职，化源不足，四肢百骸无不失去营养，则可致肌肉瘦削无力。脾胃为后天之本，肾为先天之本，二者相互滋养，相互作用。肝升脾降，胆随胃降，根据《素问·五运行大论》"寒生水，水生咸，咸生肾，肾生骨髓，髓生肝"的理论，肝木疏土，助脾运化之力。脾土荣木，成肝疏泄之功。若肾虚精亏，或肝郁气滞，肝乘脾阻胃，使运化腐熟失常，津液失输而凝集成痰，则致肢体肌肉瘦弱或虚肥。左归丸中熟地黄滋肾以填真阴；枸杞子益精明目；山茱萸涩精敛

汗；龟、鹿二胶为血肉有情之品，鹿角胶偏于补阳，龟板胶偏于补阴，两胶相合，沟通任督二脉，益精填阴，乃补益中"阳中求阴"之义；菟丝子配怀牛膝强腰膝健筋骨；山药滋脾益肾气。共收滋阴填精、育阴潜阳之效。再加保和丸健运脾胃之功，合命名曰保和滋肌汤。

（十五）保和增力汤

[药物组成]由保和丸合《黄帝素问宣明论方》之地黄饮子化裁而成。具体方药：陈皮10 g，半夏12 g，茯苓15 g，炒莱菔子15 g，焦山楂15 g，焦神曲10 g，连翘10 g，熟地黄15 g，巴戟天15 g，石斛15 g，肉苁蓉30 g，制附子6 g，五味子10 g，肉桂3 g，茯神15 g，麦冬15 g，石菖蒲12 g，远志10 g，薄荷6 g（后下）。水煎服，日1剂，分2～3次温服。

[功能]健运脾胃，补益肝肾。

[主治]下元虚衰、阴阳两亏之喑痱（包括西医之中风后遗症、多系统萎缩、多发性硬化、遗传性共济失调、小脑病变和脊髓病变等）等疾患。症见筋骨痿软无力，甚则足废不能用，舌强而不能言，吞咽困难，舌质淡红，苔薄白，脉沉细或细弱。

[加减]若属痱而无喑者，减去石菖蒲、远志等宣通开窍之品；喑痱以阴虚为主，痰火偏盛者，去制附子、肉桂，酌加川贝母、竹沥、胆南星、天竺黄等以清化痰热；兼有气虚者，酌加黄芪、太子参以益气。

[方解]喑痱又名风痱，是以中风后舌喑不能言、足废不能用为主要表现的痿证类疾病，多由于下元虚衰，阴阳两亏，虚阳上浮，痰浊随之上泛，堵塞窍道所致。"喑"是指舌强不能言语，"痱"是指足废不能行走。肾藏精主骨，下元虚衰，包括肾之阴阳两虚，致使筋骨失养，故见筋骨痿软无力，甚则足废不能用；足少阴肾脉挟舌本，肾虚则精气不能上承，痰浊随虚阳上泛堵塞窍道，故舌强而不能言。此类患者发病年龄多在中年以上，病情重，病程长。年老则正气自虚，久病则精血渐耗。正气不足，精血亏损，血运不畅，痰浊内阻，筋脉空虚，舌本失养是本病的主要病机。保和增力汤方中熟地黄、巴戟天、肉苁蓉补益肾阳；制附子、肉桂引火归原；石斛、麦冬滋阴补肾；茯神、石菖蒲、远

志交通心肾，宣窍化痰；薄荷舒郁而轻清上行，清利咽喉窍道；再加保和丸以健脾和中。诸药合之，标本兼顾，上下同治，阴阳并补，使水火相济，虚者得补，痰浊得除，清窍得开，则暗痱可愈。

（十六）消痰通络汤

［药物组成］由保和丸加三七、丹参、全蝎、地龙、鸡血藤、甘草组成。具体方药：陈皮10 g，半夏12 g，茯苓30 g，炒莱菔子10 g，山楂12 g，神曲12 g，连翘10 g，三七3 g（冲服），丹参30 g，全蝎10 g，地龙30 g，鸡血藤30 g，甘草10 g。水煎服，日1剂，分2～3次温服。

［功能］和中消痰，活血化瘀，熄风通络。

［主治］痰瘀互结之缺血性中风及出血性中风后遗症期或恢复期、老年痴呆症、老年颤证（包括西医之脑梗死、脑出血后遗症期或恢复期、高脂血症、高黏血症、红细胞聚集症、痴呆和帕金森病等）等疾患。症见半身不遂或麻木，口舌㖞斜，言语謇涩，吞咽困难，或呆傻，或肢体震颤，舌质暗红，苔白厚或厚腻，脉弦滑。

［加减］舌苔黄腻、口苦者，去半夏，加竹茹10 g、黄连6 g；伴头晕头痛、血压高、肝阳上亢者，加天麻10 g、钩藤30 g（后下）、石决明30 g；伴心中烦躁、大便秘结者，加大黄6 g、芒硝10 g（冲服）。

［方解］李老经40余年临床观察及实验研究发现，老年痴呆症、老年颤证、高脂血症、高黏血症、红细胞聚集症、缺血性中风与出血性中风的形成，皆与中医的痰瘀互结，经脉运行不利密切相关。虽有风阳内动、髓海不足、气血亏虚等多种证型，但临床以痰瘀互阻，导致清窍失养为多见。消痰通络汤方中以保和丸为君，和中化痰，以除生痰之源，并开后天生发之气，以丹参、三七、鸡血藤活血化瘀，疏通经络为臣；全蝎、地龙通络熄风为佐；甘草调和诸药为使。诸药合用，共奏和中化痰、活血化瘀、熄风通络之功。根据中医异病同治的原则，李老用该方治疗因痰瘀互阻形成的脑血管病疗效显著。

总之，李老临证遵循《素问》"必伏其所主，而先其所因"之原则，注重根据五行的生克制化，寓补于消。肺虚者施以培土生金，肝旺者施以抑土荣木，心气虚者施以培土益母，阳虚水泛者施以培土制水，心神不宁者施以和中宁志，对保和丸使用得心应手，使之与补益之品相配而无壅滞之弊，与祛邪之剂相伍则能护脾胃而防伤正，颇值得临床借鉴，对中国古代方剂的研发也具有一定的参考价值。